눈물은
뇌에서 나오는 게 아니라
심장에서 나온다

레오나르도 다빈치

인간의 심장, 우주의 심장_ 현대인의 삶과 심장의 관계

토마스 코완 지음   김윤근·이동민 옮김

1판 1쇄   2025년 3월 20일

펴낸이   [사] 발도르프 청소년 네트워크 도서출판 푸른씨앗
편집 백미경, 최수진, 안빛 | **디자인** 유영란, 문서영
번역 기획 하주현, 권미희 | **마케팅** 남승희, 이연정 | **운영 지원** 김기원
등록번호 제 25100-2004-000002호 **등록일자** 2004.11.26.(변경 신고 일자 2011.9.1.)
주소 경기도 의왕시 청계로 189 **전화** 031-421-1726 **페이스북** greenseedbook
카카오톡 @도서출판푸른씨앗 **전자우편** gcfreeschool@daum.net

 www.greenseed.kr @greenseed_book

값 18,000원
ISBN 979-11- 86202-90-6 (03510)

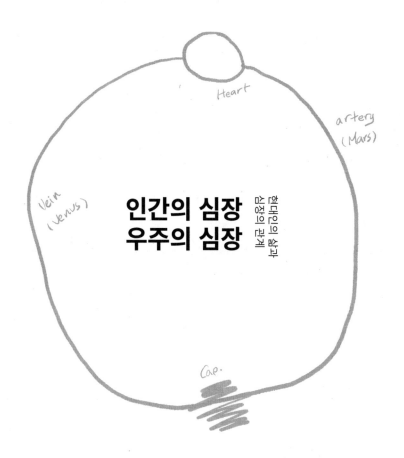

인간의 심장
우주의 심장

한 개인의 삶과
심장의 관계

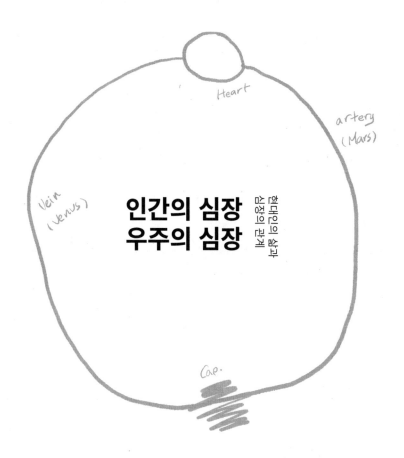

토마스 코완 지음
김윤근 · 이동민 옮김

현재 인류는 급속히 발전하는 디지털 기술에 의해 비인간화될 위험에 처해 있습니다. 인간이 점점 더 기계와 융합되고 있는 이 시대에, 인간의 고유성을 보존하기 위해 인간의 진정한 모습을 발전시키는 것이 인류 발달의 필수적인 전제가 되었습니다. 100여 년 전 루돌프 슈타이너는 인류가 진화 발달하기 위해서는 다음 세 가지가 필요하다고 지적했습니다. 첫째, 사람들은 돈을 위해 일하는 것을 그만둬야 하고, 둘째, 감각 신경과 운동 신경 사이에 차이가 없다는 것을 이해해야 하며, 마지막으로, 심장은 펌프가 아니라는 것을 이해해야 합니다.

『인간의 심장, 우주의 심장』이 이미 2016년에 출간되었지만 의학계에 책의 내용이 널리 퍼지지는 않았습니다. 하지만 이 책은 의심할 여지없이 인간의 심장에 관한 질문에 흥미롭고 혁신적이며 실질적인 답변 중 하나로, 가히 현재의 과학 패러다임에 대한 도전으로 세상에 등장했다 하겠습니다.

토마스 코완은 간단하게 생리학적 현상을 설명함으로써 심장이 펌프라는 지배적인 의견의 비합리성을 지적합니다. 그는 혈액의 초기 운동이 심장이 아니라 모세 혈관에서 정맥계로 전환되는 지점에서 시작된다는 것을 분명히 합니다. 이 두드러진 사실 외에도 코완은 물이 어떻게 스스로 흐르기 시작하는지를 보여 줍니다. 이는 물이 우리가 알고 있는 3가지 상태 외에 구조화된 물이라는 4번째 상태로도 존재하기 때문입니다. 이것이 모든 생명과 경력*의 기반이 됩니다.

4장에서 코완은 심장의 기하학적 형태를 고려함으로써 심장의 기능에 대한 이해를 더욱 심화시키고 있습니다. 그는 일곱 면체 형태의 심장을 조형함으로써 심장의 기능을 예술적으로 드러낸 프랭크 체스터의 뛰어난 업적을 인용합니다. 이 중요한 업적은 루돌프 슈타이너의 설명에서 영감을 받았습니다. 간단히 말해서, 생리학적 관점에서 볼 때 심장의 기본 기능 중 하나는 펌프가 아니라 혈류를 재분배하는 층류 흐름에서 소용돌이를 생성하는 것입니다. 최근에야 프랭크 체스터와 같은 예술가들이 발견한 결과가 MRI와 같은

---

*   levity_ 이 책 30쪽 참고

정교한 기술에 의해 정확하다는 것이 입증되었습니다. 문제는 왜 전통적인 과학이 여전히 이러한 혁명적인 발견을 무시하고 있는지에 대한 것입니다. 단순히 상식이 부족하기 때문일까요?

위에서 언급한 사실들을 심혈관계 기능의 기초로 고려하면, 심장 질환이 새로운 관점에서 보이기 시작합니다. 이를 통해 심장에 대한 더 깊은 통찰과 더 정확한 치료가 가능해집니다.

다음 장들에서는 심장의 생리적 기능에 정신적 측면이 더해져, 개인뿐만 아니라 인간 사회, 자연의 영역, 행성계, 다양한 생명력 간의 관계, 그리고 마지막으로 심장의 금속인 금에 대해 설명하고 있습니다.

생명은 화학적으로 존재하는 '물질'이 양자 결맞음 초전도 현상으로 변화하는 것으로 설명될 수 있습니다. 생명은 항상 그 부분의 합보다 더 큰 것입니다. 토마스 코완은 소위 금의 심장이 소용돌이 형성을 통해 생명의 기초를 제공하는 데 중심적인 역할을 한다고 생각합니다. 심장을 바라보는 방식에서 그는 사랑과 자유가 살아 있는 우리 심장의 중심 요소임을 발견합니다. 사랑과 자유와 심장은 필연적으로 서로 연결되어 있습니다. 이러한 주제가 저자의 삶에서 일어난 전기적 사건들과 연결되어 전체 주제에 개인적인 느낌을 주고 있기는 하지만, 이 책의 내용은 심장의 생리학에 대한 명확한 시각을 통해 인간에 대해 드러낼 수 있는 다차원적 측면을 인상적으로 보여 줍니다. 또한 부록에는 심장병 환자의 치료에 관한 많은 실용적인 조언이 담겨 있습니다.

저는 독자들이 이 흥미롭고 훌륭한 책을 다 읽을 때까지 멈추고 싶지 않을 것이라고 확신합니다. 이 책은 인간의 심장에 대한 기존의 생각을 완전히 바꿀 수 있습니다. 이 책을 읽고 그 내용을 숙고하는 과정에서, 우리는 이미 우리 존재의 중심인 심장이 치유되기 시작하는 것을 경험할 것입니다.

마커스 데부스[*]

---

[*]   Markus Debus_ 인지 의학 의사, 독일 내과 전문의(일반 내과/ 소화기/ 완화 치료), 응급의학 필더 병원 내과 소화기학 과장

차례

1
chapter

나에게 심장이란_ 의심 많은 토마스

농구 연습이 끝나고 기진맥진해 체육관 탈의실 의자에 쓰러지듯 앉아 있는 열여섯 살 나의 모습을 떠올려 봅니다. 팀 동료들은 이미 샤워를 마치고 집으로 돌아간 지 오래입니다. 기다리다 지친 캘러웨이 코치가 머리를 들이밀며 화가 난 듯 말합니다. "코완! 좀 서둘러. 이제 여기 잠그고 나가야 해."

나는 두렵다기보다 단지 궁금했습니다.

일주일에 꼬박 닷새씩이나 맹렬히 농구 연습을 하는데도 몸 상태가 왜 좋아지지 않는지 이해할 수가 없었습니다. 우리 팀은 정기적으로 최고의 대학이나 가끔 NBA로 선수를 보내는 도시 학교들과 경쟁해서도 미시간에서 상위 10위 안에 들었습니다. 그만큼 우리 팀의 연습은 가혹했습니다. 고등학교 코치 이상의 야망을 품고 있던 캘러웨이 코치는 내가 열 번 연속으로 자유투를 성공시키지 못하면 트랙을 돌게 했습니다. 우리 팀의 스타일과 전략은 상대팀을 녹초로 만들어 이기는 것이었습니다.

하지만 연습을 끝내고 한참이 지났는데도 내 심장은 분당 72회에서 200회*로 뛰었고, 나는 이 상황이 지나가길 기다리는 것 외에는 아무것도 할 수 없었습니다. 스스로도 어찌할 수 없는 몸 상태가 당황스러워 누구에게도 말하지 못했습니다. 그리고 내 몸이 얼마나 피로한지를 털어놓으면 소중한 경기에 뛰지 못하게 될까 봐 두렵기도 했습니다. 좀 진정이 되면 나는 어둠을 가로질러 디트로이트 교외에 있는 집으로 터덜터덜 걸어갔습니다.

◇ ◆ ◇

내가 분명하게 기억하는 가장 오래된 기억은 잔뜩 화가 나 침실 옷장에 숨어 있으면서도 누군가(대개는 엄마)가 와서 다정한 말을 건네고 나를 고통에서 구해 주길 바란 것입니다. 무엇이 이런 상황을 불러일으켰는지는 잘 기억이 나지 않습니다. 하지만 이런 일은 꽤 자주 일어났고, 다른 아이들과 노는 것에 별로 관심이 없던 나는 혼자 노는 것을 좋아했습니다. 나는 말을 거의 하지 않았고, 말할 때는 'L'을 제대로 발음할 수 없어 심하게 말을 더듬는 언어 장애도 가지고 있었습니다.

여섯 살 때, 부모님은 나를 소아 정신과 의사에게 데려갔고, 그 의사는 내가 그저 생각이 많을 뿐 언젠가는 무슨 생각을 하고 있는지 다른 사람들과 나누게 될 거라고 했습니다. 의사는

---

*　정상 맥박수는 분당 60회에서 100회 사이

어떤 치료도 개입도 하지 않았고 우리는 다시 병원을 방문하지도 않았습니다. 이 점에 대해서는 내가 의사가 되어 어린아이들이나 그들의 근심 어린 부모들과 진료 면담을 하면서 오늘날까지도 깊이 감사하게 생각하고 있습니다.

나는 언어 장애를 교정하기 위해 학교에서 언어 치료를 받았고, 이후 일곱 살 무렵부터는 더 이상 말을 더듬지 않았습니다. 언어 치료 선생님은 언어 장애를 성공적으로 그리고 완전히 극복한 학생은 나밖에 없었다고 했습니다. 여기에는 나름의 이유가 있습니다. 내가 잘하는 것이 하나 있다면 그것은 무엇이 되었건 완벽할 때까지 꾸준히 연습하는 것이었고, 특히 다른 사람과 함께하지 않고 혼자 할 수 있는 일은 더욱 그러했습니다. 나는 거울 앞에서 'L'로 시작하는 단어들을 반복하면서 혀가 제대로 움직이도록 몇 시간을 연습했습니다.

이런 식으로 한번 획득하기로 결심한 신체적 '기술'은 무한히 연습해 내 것으로 만들었습니다. 세 살 때는 아버지가 위로 던질 수 있는 최고의 높이에서 떨어지는 공을 받을 수 있었습니다. 나중에는 침실에 만든 작은 농구 코트에서 바닥의 양탄자가 너무 닳아 그 아래 나무 바닥까지 마모될 정도로 연습했습니다. 나는 몇 시간이고 골프를 연습하고, 몇 시간이고 신발 상자에 하키 퍽을 겨냥해 쏘고, 오랜 시간 동안 고무공을 집 한 켠 벽에 칠해진 스트라이크 존에 던졌습니다. 항상 혼자 연습했고, 항상 완벽한 기술과 폼을 만들기 위해 노력했습니다. 심지어 여섯 살 때는 어정쩡한 농구 투구 자세와 리버스 레이업 숏 던질 때의 부적절한 발 놀림을 참을 수 없어 할 수 있을 때까지 수없이 연습을 반복했습니다. 폼과 자세는 완벽해야 했습니다. 논리적인 결론에 이를 때까지 모든 것을 밀고 나갔고, 목표한 것은 무엇이든 숙달해야 직성이 풀렸습니다.

숙달에 대한 이러한 나의 욕구는 마냥 앞만 보고 달려가는 어른이 되기 전 아이들에게 자연스럽게 다가오곤 하는 회의론과 충돌했습니다. 역대 미국 대통령들의 순서를 앞뒤로 외우고 아메리카 원주민들이 어떻게 살았는지에 대한 이야기를 읽으면서 나는 미국 역사가 전개되어 온 방식을 이해할 수가 없었습니다. 예나 지금이나 역사는 모두를 위한 자유 및 정의라는 맥락 아래 돈, 토지, 소유물, 그리고 권력에 대한 탐욕에 의해 전개되어 온 걸로 보였습니다. 그리고 대체 금이 왜 그렇게 중요한가에 대해 이해하려고 노력했던 것도 기억합니다. 먹는 것을 좋아하고 돈에 대해 실용적이었던 나는 사람들이 금에 대해 왜 그렇게 관심을 가지는지 이해하지 못했습니다. 먹을 수도 없고, 내가 가늠하기에는 내재하는 가치도 없어 보였습니다. 많은 것이 그 가치를 잃지 않고 거래에 사용될 수 있을 텐데 왜 하필 금일까? 어른들의 설명이 종종 말이 되지 않는다는 것을 나는 일찌감치 깨달았습니다.

권위 있는 인물이나 교사를 받아들이는데 어려움을 겪었기 때문에 선생님들은 나를 의심 많은 토마스라고 불렀습니다. 특히 "왜?"라는 질문에 대한 답이 '누군가 그렇게 말했기 때문'이라면 더더욱 그러했습니다. 그러나 나는 어느 정도 모순된 세상에서 살아가는 법을 배워 나갔습니다. 그러나 모순이 결코 나를 피해가지는 않았습니다. 아버지와 할아버지가 치과 의사였기 때문에 (비록 그런 생각이 싫기는 했지만) 나는 내가 의사가 될 것 같았습니다. 한번은, 아버지가 나를 자신의 의사 친구 중 한 분과 하루를 보내게 했습니다. "애가 토미야. 토미는 커서 의사가 되고 싶어 해." 그런데 그날 비만한 아프리카계 미국인 환자가 좀처럼 낫지 않는 만성 기침을 호소하며 찾아왔습니다.

"클라인 박사님, 왜 제 기침이 가시지 않죠?"라고 그녀가 물었고, 나는 가까이 옆에서 듣고 서 있었습니다.

"디트로이트 공기가 안 좋아서 그래요."라고 그가 대답했습니다.

"그럼 왜 선생님은 기침을 안 하세요?"라고 그녀가 물었습니다.

나는 웃음을 터뜨렸고 그 이후 다시 초대받지 못했습니다.

당시 디트로이트의 인종 간 긴장감은 매우 높았습니다. 교외에 있는 우리 학교의 학생 20%는 아프리카계 미국인으로 하우징 프로젝트* 때문에 멀리서 버스를 타고 왔습니다. 나머지 대부분은 유대인이었습니다. 유대인과 아프리카계 미국인 학생들은 서로 교류가 거의 없었습니다. 수업도 함께 듣지 않았고, 함께하는 사교적인 활동도 없었습니다. 대개 갈등 속에서만 만났습니다. 그러나 나는 (내가 아니었다면 모두 흑인으로만 구성되었을) 아주 성공한 농구 팀의 스타들 가운데 한 명이었습니다. 비록 팀 내의 사회적 환경 안에서 항상 어려움을 겪었지만 나는 유용한 기술(주로 완벽한 점프 슛)을 가지고 있었기 때문에, (결코 포용되지는 못했지만) 마지못해 받아들여지기는 하였습니다.

---

*   하우징 프로젝트_ 미국 정부가 저소득층 사람들의 주거를 지원하기 위해 실행한 정책으로 주요 편의 시설에서 멀리 떨어져 있는 경우가 대부분이었다.

'교수님'이라는 별명에도 불구하고 슛을 잘 던질 수 있어서 팀에 잘 버티고 남을 수 있었습니다.

◇◈◇

여름이 되면 부모님은 나를 캠프에 보내셨습니다. 상담사들이 내가 혼자서 원하는 것을 하도록 내버려 두지 말고 나를 단체 활동에 참여하도록 강요했기 때문입니다. 나는 그것이 정말 싫었습니다. 그렇지만 매년 온타리오주 북부의 알곤킨 주립 공원의 광활한 자연에서 일주일 동안 카누 여행을 하는 것은 매우 즐거웠습니다. 그곳은 1,600㎞ 이상 길게 연결된 카누 루트가 있는 천국이었습니다. 카누 여행은 디트로이트 외곽에서 보내는 나의 일상적 삶에서는 결코 경험할 수 없는 느낌을 주었습니다. 너무나 행복하고 평온해서 매일매일 다른 사람들과 그렇게 가까이 함께 지내는 것도 전혀 개의치 않았습니다.

열일곱 살 때였습니다. 여동생, 그리고 친구 몇 명과 함께 알곤킨 주립 공원으로 일주일 간의 카누 여행을 떠났습니다. 그 여행은 마치 마법 같았습니다. 평화로움, 자유로움, 그리고 여행에서 다른 사람들과 맺게 된 깊은 유대 관계, 이 모두는 내가 그때까지 경험해 본 적 없는 것이었습니다.

여행의 마지막 날 밤, 이름도 잊은 지 오래된 한 호수의 한가운데에 떠 있으면서 우리는 한 시간 동안이나 멋진 오로라 공연을 볼 수 있었습니다. 오로라는 그것을 경험하는 모든 사람에게 마법과도 같은 것이겠지만, 그런 것이 존재하는지조차 몰랐던 우리에게는 더욱이나 경이로웠습니다. 여행의 마지막 날, 그리고 집으로 돌아가는 차 안에서 우리는 신에 대해, 그리고 우리가 겪은 신비로운 경험에 대해 경탄하면서 이야기를 이어갔습니다.

그 빛들은 경외를 경험하게 하였고, 내가 드넓은 우주와 어떻게든 연관되어 있다는 것을 처음으로 느낄 수 있게 해 주었습니다. 그때 나는 내 손가락을 실제 무언가의 맥박에 대고 있는 것 같은 느낌이 들었습니다. 그리고 내 존재의 가장 깊은 부분에서, 심장에서, 진실하고 극도로 강렬한 무언가를 경험하고 있다는 것을 알고 있었습니다.

◇ ◈ ◇

평생 동안 나는 의학적, 신체적, 그리고 해부학적인 의미에서, 그리고 더 넓게는 정신적이고 신성한 의미에서 심장을 경외해 왔습니다. 심장은 의미 가득한 개인적인 질병을 나에게 던져 주었고, 이와 함께 사람들 그리고 세상과 진정한 방식으로 사랑하고 연결된다는 것이 무엇을 의미하는지에 대한 중요한 통찰력을 주었습니다. 그리고 신체적인 면과 지적인 면에서는 도전 거리를 제공했습니다. 나는 대체 심장이 몸 안에서 무엇을 하고 있는지 이해하기 위해 고군분투했고, 이것은 의사로서 나의 개인적, 직업적 여정을 위한 나침반 역할을 하였습니다. 세상을 처음 마주한 어린 소년으로서, 사람들의 치유와 회복을 돕기 위해 세상 안으로 첫발을 내디딘 젊은 의사로서, 그리고 지금은 인생과 그 안에 얽힌 실가닥들을 돌아보는 나이든 한 남자, 남편, 그리고 할아버지로서, 나는 그 가운데에서 나의 심장, 인간의 심장, 우주의 심장을 바라봅니다.

내 인생을 되돌아보고, 손주들이 더 좋은 세상을 맞이하길 기대하면서, 나는 심장이 질병의 근원이 될 수도 있지만 (이미 너무나 많은 사람에게는 그러합니다) 건강의 원천이 될 수도 있다는 것을 압니다. 우리는 무엇이 심장을 움직이게 하는지 더 깊고 정확하게 이해하기 위해 노력해야 합니다. 혈액이 몸에서 어떻게 순환하는지 재검토해야 합니다. 그리고 심장이 어떤 이유에서 어떻게 병이 나는지 그리고 병든 심장을 이떻게 치유하는가에 대한 우리의 전반적인 이해를 수정할 필요가 있습니다. 그리고 우리가 심장을 분리된 상태가 아닌 신체 안에서 치료해야 하듯이, 우리 사회에서 일어나는 불평등과 우리가 생태계에 가한 손상도 같은 맥락 안에서 치료를 이루어 내야 할 것입니다.

2
chapter

심장은 펌프가 아니다

1628년, 영국 의사 윌리엄 하비William Harvey는 후일 심장학 분야의 중대한 업적이 될 책 한 권을 출간합니다. 『동물의 심장과 혈액의 운동에 관한 해부학 연구Exercitatio Anatomica de Motu Cordis et Sanguinis in Animalibus』(줄여서 '드 모투 코르디스De Motu Cordis'라고 불린다)라는 책입니다. 출간 당시(유럽 과학 혁명의 정점에서) 『드 모투 코르디스』는 찬사와 비난을 동시에 받았습니다. 오늘날 하비는 혈액 순환에 관한 연구, 심장을 펌프로 묘사한 것, 관찰과 실험에 근거한 경험적 방법론(그리고 활력론vitalism에 치명타를 가한 공로) 등을 통해 역사상 매우 중요한 과학자이자 의사 중 한 명으로 여겨지고 있습니다.

하비가 『드 모투 코르디스』를 출간하기 전까지는 그리스 의사 갈레노스의 순환 이론이 지배적이었습니다. 갈레노스의 이론에 따르면, 간은 정맥혈의 근원이며 혈액과 정신은 동맥계의 심장에서 흘러나옵니다. 제임스 1세, 찰스 1세, 그리고 프랜시스 베이컨 경의 주치의였던 하비 박사는, 나중에는 마녀 혐의를 받고 있던 여성들을 변호하였으나, 생명의 힘이 혈액 순환의 원동력이라는 생각은 거부했습니다. 오늘날 대부분의 과학자들은 사물이 작동하는 방식에 있어 보이지 않는 힘에 관한 어떠한 견해도 받아들이지 않고 있습니다. 심장을 펌프로 묘사한 하비의 설명은 현대 의학과 생리학의 가장 중요한 토대 가운데 하나로 남아 있습니다.

◇ ◈ ◇

(1) 사람들이 돈을 위해 일하는 것을 중단하는 것,
(2) 감각 신경과 운동 신경 사이에는 그 어떤 차이도 없다는 것을 깨닫는 것, 그리고
(3) 심장은 펌프가 아니라는 것.

루돌프 슈타이너*가 인류의 진화 발달을 위해 가장 중요하다고 이야기한 이 세 가지 생각을 처음 접했을 때 나는 당시 지배적이던 패러다임, 즉 산업 자본주의 등과 같은 현대 세계관에 환멸을 느끼고 있었습니다.

---

* Rudolf Steiner(1861~1925)_ 독일의 사상가. 일반인지학협회人智學協會를 창설하고, 예술・학교 교육・의학에 이르는 광범한 문화 운동을 지도, 괴테의 자연 과학 논설을 발행하면서 괴테의 자연관과 인간관을 정립하고 심화시켰다.

나는 이미 너무나 많은 것에 회의적이었기 때문에 이런 생각들, 그리고 더 나아가 슈타이너의 세계관을 마주하는 일이 일부 어떤 사람들처럼 받아들이기에 속이 뒤틀리는 그런 상황은 아니었습니다. 슈타이너의 사고와 세상을 바라보는 방식이 놀랍기는 했지만 믿지 못할 것으로 생각되지 않았습니다. 다른 무엇보다도 집에 온 것 같았습니다. 마치 처음부터 알고는 있었지만 한 번도 명확하게 표현된 적 없는 그런 느낌이었습니다.

루돌프 슈타이너의 생각 가운데 가장 관심을 끈 것은 심장이 펌프가 아니라는 것이었습니다. 이것은 이후 수십 년 동안 계속해서 나의 흥미를 끌었고, 심장과 순환에 대해 내가 그동안 배운 모든 것에 의문을 제기하게 만들었습니다. 여기서 순환이란 혈관 내 혈액의 움직임을 의미하며, 기본적으로 혈관에는 동맥, 정맥 그리고 모세 혈관 세 가지 유형이 있습니다. 혈액이 심장에서 나갈 때는 대동맥궁大動脈弓을 통해 주요 동맥으로 이동하고, 그 다음 '중간점'인 모세 혈관을 만날 때까지 세동맥으로 이동합니다.

모세 혈관은 혈액과 세포 사이에서 영양분과 가스가 교환되는 그물 모양의 한 겹으로 된 얇은 혈관입니다. 인체에서 모세 혈관은 매우 거대하게 분포하고 있습니다. 만약 모두를 펼칠 수 있다면 적어도 축구장 하나를 완전히 덮을 것입니다.[1] 혈액은 모세 혈관을 빠져나간 후 가장 작은 정맥인 세정맥을 통해 심장으로의 여정을 시작합니다. 혈액은 세정맥에서 점차적으로 더 큰 정맥으로 이동한 다음, 마지막으로 신체의 모든 혈액을 심장과 폐로 되돌려 보내는 하대정맥과 상대정맥과 같은 가장 큰 정맥으로 이동합니다. 이 순환의 목적은 산소와 영양이 풍부한 혈액

을 필요한 세포에 가져다주고, 그런 다음 산소와 영양이 부족해
진 혈액을 다시 심장과 폐로 가져와서 보충할 수 있도록 하는 것
입니다.

순환에 대한 이 간단한 설명에는 심오한 신비가 숨어 있습
니다. 어원학적으로 관련성은 없지만, **동맥arteries**(ars 또는 화성
Mars)과 **정맥veins**(금성Venus)이라는 단어는 우주적인 것 또는
지구 밖과의 연결을 암시합니다. 그리고 심장은 인간이 수천 년
동안 태양과 연관지어 생각했던 이러한 전형적인 남성적 요소와
여성적 요소 사이에 있습니다. 혈액 순환을 각각 반으로 나눠
보면 전형적인 질병 패턴이 보입니다. 동맥은 주로 남성 질병인
고혈압이 발생하는 위치입니다. 그리고 정맥은 주로 여성 질병인
하지 정맥류에 취약합니다.

순환의 여러 단계에서 혈액의 상대적 속도를 조사해 보면,
혈액은 비교적 다른 혈관에 비해 많지 않은 통로로 강제되는 큰
동맥 및 정맥에서 가장 빠르게 움직이고 모세 혈관에서 가장 느
리게 움직이는 것을 볼 수 있습니다. 이는 모세 혈관 통로가 너
무 많기 때문입니다. 이것은 하천에서 물이 움직이는 것과 유사
합니다. 하천이 좁을 때 가장 빨리 흐르고, 지류로 흘러갈 때 느
려지며, 습지대로 흘러갈 때 가장 느립니다.

놀라운 것은 혈액이 실제로 모세 혈관에서 움직임을 멈춘다
는 것인데, 이는 가스, 영양소 및 노폐물의 효율적인 교환을 위
해 필요한 것입니다. 이동을 멈춘 혈액은 약간 진동하다가 정맥
으로 들어가면서 다시 흐르기 시작합니다. 그런데 혈액이 혈관
을 통해 순환하는 흐름의 중간 지점에서 움직임을 멈췄다가 다
시 움직이기 시작한다면, 혈액이 모세 혈관을 떠나 다시 순환

을 시작할 때, 움직임이 없던 상태에서 또 다시 혈액의 움직임을 이끌어 내는 그 힘은 무엇일까요? 그 힘이 심장의 '펌프 작용'일 가능성이 있을까요? 그렇다면 혈액을 앞으로 뒤로 밀어 내는 펌프가 모세 혈관 내에 있어야 하지 않을까요? 그러면 펌프 작용을 하는 모세 혈관에 어떤 '생기 넘치는' 힘이 존재하는 것일까요? 이것은 우리가 혈액이 몸 안에서 어떻게 순환하는지 이해하고자 한다면 고심해야 할 질문들입니다. 그러나 한 가지는 분명합니다. 혈액이 모세 혈관 안에서 움직임이 멈췄다면 다시 움직이게 하는 그 힘이 심장에서 나올 수는 없다는 것입니다. 그 힘은 모세 혈관 안에서 생겨나야 합니다.

모세 혈관 안에서 혈액이 다시 움직이기 시작하는 정확한 순간을 이해하기 위해서는 혈액이 어떻게 그리고 왜 움직이는지 이해하는 데 중요한 통찰력을 제공하는 물의 성질을 조사해볼 가치가 있습니다. 우리는 과학 수업에서 물질이 고체, 액체, 기체의 세 가지 상태로 존재한다는 것을 배웁니다. 모든 물질은 조건에 따라 이러한 상태 중 하나로 존재하며 그것이 존재 가능한 모든 상태입니다. 하지만 물에 대해 생각해 보면, 물은 현대 과학의 기본 원리 중 하나를 제공하는 이 세 가지 상태 모델을 거스르는 것처럼 보이는 특성을 나타낸다는 것을 알게 됩니다. 우리는 물질이 기체에서 액체, 고체로 이동함에 따라 분자가 서로 더 가까워지고 물질이 더 조밀해진다는 것을 배웁니다. 그 결과 다른 상태에 있는 같은 물질을 같은 부피에서 비교했을 때 액체는 기체보다 무겁고, 고체는 액체보다도 밀도가 높고 훨씬 더 무겁습니다. 예를 들어, 액체 수은은 기체 수은보다 무겁고 고체 수은은 밀도가 더 높고 무거워 액체 수은에 가라앉습니다.

그러나 물의 경우는 다릅니다. 고체 상태의 얼음이 액체 상태인 물 위에 떠 있기 때문입니다. 고체 상태의 물이 액체 상태의 물보다 무거웠다면 우리가 알고 있는 수중 생물은 존재할 수 없을 것입니다.

우리는 표면 장력에 대해 알고 있습니다. 표면 장력이란 액체의 표면이 '조밀'해지거나 '강력'해지는 놀랍고도 특이한 성향을 말합니다. 대부분의 과학적 설명에 따르면, 이 현상은 공기와 물(액체) 사이의 경계면인 물의 맨 위 서너 개 분자층이 분자 구성을 변경하여 '더 조밀하게' 만드는 힘을 생성하기 때문이라고 합니다. 그런데 정말로 단지 서너 분자 두께의 물 '층'을 이용해 우리가 수상 스키를 즐기거나 그 위에서 물수제비 뜨는 것이 가능할까요? 그 두께는 엄지와 검지 끝을 서로 가까이해서 거의 닿을 듯 말 듯한 그 거리를 백만으로 나눈 값에 해당합니다. 그리고 설사 그것이 사실이라 하더라도 물의 분자 구성이 변경되어 조밀해졌다는 것은 무엇을 의미하는 것일까요? 그렇다면 그것은 여전히 물인가요, 아닌가요? 물과 분자 구성이 다른 경우이를 무엇이라 불러야 할까요?

제럴드 폴락Gerald Pollack 박사는 워싱턴 대학의 생명 공학 연구원이자 교수로서, 수년 동안 물의 비정상적인 반응과 소위 네 번째 상태에 대해 연구해 왔습니다. 빅터 샤우베르거*는 1958년에 사망한 오스트리아의 산림 감독관이자 발명가, 그리고 지식인이었습니다. 만약 여러분이 폴락과 샤우베르거의 작업

---

* Viktor Schauberger(1885~1958)_ 오스트리아의 산림 감시인 출신의 과학자, 발명가이다. 또한 자연주의자이자 철학자로 생체 모방 이론을 주장했다.

을 함께 연구한다면 물의 행동에 대한 놀라운 통찰을 얻게 될 것입니다.

폴락은 물이 세 가지가 아닌 네 가지 '상태'로 존재한다는 것을 발견했습니다. 물의 네 번째 상태는 액체 상태의 일반적인 물과 고체 상태의 얼음 그 가운데 단계입니다. 이 네 번째 상태는 여러 이름으로 불립니다. 폴락은 그것을 배타 구역 또는 배타 층이라고 부르지만 다르게는 콜로이드 상, 겔 상, 또는 구조화된 물이라 부르기도 합니다. 나는 그것을 구조화된 물이라고 부릅니다. 왜냐하면 이례적인 이 단계의 가장 중요한 측면은 그것이 일반적인 물보다 더 구조화되어 있다는 점이기 때문입니다.

폴락은 저서 『물의 네 번째 상태Four Phase of Water』*에서 어떻게 구조화된 물이 형성되는지를 설명합니다. 젤라틴이나 나피온(일종의 플라스틱)과 같은 친수성 표면을 물에 담그면 항상 구조화된 물 구역이 형성됩니다. 그 구역의 두께는 친수성 물질 표면의 전하와 기타 요인에 따라 달라집니다.(이에 대해서는 7장에서 자세히 설명하겠습니다)

일반적인 물을 구조화된 물로 변환하는 친수성 물질의 능력은, 적절한 조건에서 젤라틴과 같은 강력한 친수성 단백질을 물에 넣었을 때 구조화된 물인 단단한 '겔'이 생성되는 이유를 설명하고 있습니다. 이것은 '젤오Jell-o'**를 만드는 방법이기도 한데 우리는 이 과정을 통해 물의 네 번째 상태의 속성에 대한 통

---

* 『물의 과학: 물의 궁극적 실체를 밝히는 과학 여행』(동아시아 2018)
** 젤라틴 디저트류를 생산, 제공하는 미국 브랜드명이면서 제품의 이름이기도 하다.

찰을 일부 얻을 수 있게 됩니다. 고도로 구조화되는 물의 네 번째 상태는 특정 온도(약 4℃)[2]에서 가장 잘 형성됩니다. 이것이 바로 '젤오'가 부피의 96% 이상이 물임에도 불구하고 (가열해서 다시 물로 변환하지 않는 한) 물이 새지 않는 이유입니다.

특히 단백질과 같은 높은 친수성 물질이 물을 구조화하는 능력은 생물학적 삶의 핵심입니다. 세포를 포함해서 생물학적 시스템 안에 있는 대부분의 물은 구조화된 물의 형태입니다. 이것은 마치 젤오처럼 우리 세포의 대략 70%가 물임에도 불구하고 새지 않는 이유입니다. 세포 안에 있는 세포질은 세포 내부의 틀을 구성하는 친수성 단백질 망으로 인해 겔과 같은 상태에 있습니다.

친수성 물질의 표면에 맞대어 형성되는 구조화된 물에는 흥미로운 특성이 많이 있습니다. 일반적인 물에 비해 점도가 높아진 것은 물론 풍부한 자유 전자를 가짐으로써 음전하를 띠게 됩니다. 이러한 자유 전자의 존재는 물이 구조화되는 과정의 본질적인 부분입니다. 구조화된 물이 음전하를 띠고 있는 것은 전압계를 배치하고 그 측정값을 일반적인 물 구역에 배치한 전압계와 비교해 보면 확인할 수 있습니다.[3]

구조화된 물의 또 다른 특성은 pH(수소 이온 농도 지수)가 일반적인 물과 다르다는 것입니다. 이 사실 역시 pH 측정을 해 보면 확인할 수 있습니다.[4] 이 외에 다른 물리적 차이도 있습니다. 구조화된 구역의 분자 배열은 일반적인 물의 분자 배열보다 더 조밀합니다. 그러나 가장 중요한 것은, 본질적으로 어떠한 외부 입력도 없이, 단지 친수성 물질의 표면이 일반적인 물 안에 배치된 것만으로도 구조화된 물 층이 형성되고 일반적인 물과는 다른 화학적 구성(pH), 전기적 구성(전압), 그리고 분자 구성(밀도)을 가진다는 것입니다. 이러한 사실 자체만으로도 극적인 발견이라 할 수 있습니다.

혈액의 순환을 이해하는 데 있어 중요한 다음 단계는, 친수성 물질의 표면을 관 형태로 만든 다음 관 안으로 일반 물을 흐르게 해 관 내부에 구조화된 물 층이 존재하는 친수성 관을 만들어 보는 것입니다. 다시 말하지만 여기에는 어떤 외부 입력도 없습니다. 단순히 친수성 물질의 표면과 일반적인 물 사이에서 일어나는 상호 작용의 결과입니다. 관 안에서 놀라운 일이 발생합니다. 전하가 분리된 결과로(또한 친수성 관과 물 사이에서 일어나는 자연스럽고도 불가피한 상호작용의 결과로) 일반적인 물은 관의 한쪽 끝에서 다른 쪽 끝으로 흘러 빠져나가기 시작합니다. 게다가 이 흐름은 그것을 멈추게 하는 어떤 힘이 가해지지 않는 한 계속됩니다.

이 사실은 매우 중요합니다. 왜냐하면 물을 흐르게 하고, 기계적 작업을 하게 하고, 그리고 이 작업을 무한 수행하도록 하기 위해 여러분은 단지 물 항아리에 친수관을 넣기만 하면 되기 때문입니다.

이것은 영구 운동 기관입니다! 어떻게 이럴 수 있는 건가요? 전하의 분리(즉, 전압)는 어디에서 오는 것일까요? 이것은 흐름이나 움직임의 결과인 '일work'을 발생시키는 방식에 큰 영향을 미칩니다. 현재 우리에게 필요한 에너지의 상당 부분은 석유나 천연 가스, 중력(수력 발전), 그리고 원자로를 통해 만들어지는데, 이 모든 것은 물이 흘러가도록 함으로써 '일'을 하게 하는 구조입니다. 우리는 이러한 동력원을 사용하여 전하를 분리하고,

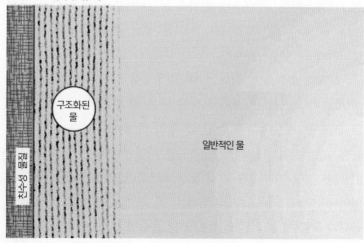

배타 구역(EZ)

구조화된 물

일반적인 물

친수성 물질

젤라틴이나 나피온(일종의 플라스틱)과 같은 친수성 물질의 표면을 물에 담그면 구조화된 물 구역이 형성된다. 이 구역은 독소와 다른 용질이나 물질을 배제하기 때문에 종종 배타 구역(EZ)이라고 불린다. (제럴드 폴락의 허락을 받아 수록. 물의 네 번째 상태, 워싱턴, DC: Ebner and Sons Publishers, 2013, xxii.)

우리가 전기라고 부르는 일을 하기 위해 전압을 생성합니다. 하지만 어쩌면 우리는 쉽게 구할 수 있는 친수성 표면(예를 들어, 젤라틴 단백질)과 물만 있다면 그 자연스러운 결과로 '흐름' 또는 '일'얻을 수 있습니다. 이보다 더 혁명적인 것이 어디 있겠습니까?

빅터 샤우베르거는 다른 관점으로 이 주제에 접근했습니다. 그는 13세기부터 대를 이어 온 산림 감독관 집안 출신으로 숲 안에서 숲의 리듬과 활동을 관찰하면서 성장했습니다. 특히 숲을 가로질러 흐르는 물에 많은 관심을 가졌습니다. 많은 책과 기사, 그리고 영상물이 물에 대한 그의 통찰력과 많은 발명품,

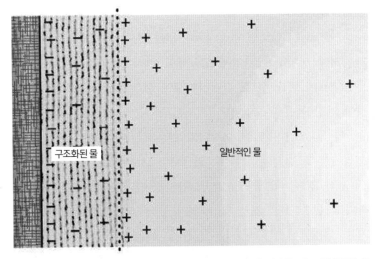

그리고 에너지 생산과 농업에 대한 연구를 다루었습니다. 그리고 그가 발견한 것 가운데 많은 것이 실제 적용되어 오늘날에도 (특히 유동식 기술과 농사 도구에) 여전히 사용되고 있습니다. 여러 해 전부터 나는 가족이 마실 식수를 구조화하기 위해 정원에 소용돌이 장치를 만들어 사용하고 있습니다. 이 모든 것은 샤우베르거로부터 영감을 받은 것입니다.

혈액이 인체 안에서 어떻게 흐르는가를 이해하는 연구 과정에서, 샤우베르거는 몇 가지 중요한 관찰을 했습니다. 첫 번째로 개울이나 강이 건강해지려면(쉬지 않고 흐르면서 다양하고 풍부하면서 동식물의 생명을 유지하는 깨끗하고 순수한 물이 되려면) 두 가지 속성을 가져야 한다는 것입니다. 한 가지는, 개울이나 강에서 물의 흐름이 소용돌이 또는 나선 모양이어야 한다는 것입니다. 두 번째는, 특히 밤에 물의 온도가 4℃에 아주 가깝거나 정확하게 거기에 도달해야 한다는 것입니다. 이 온도는 물이 네 번째 상태, 그러니까 구조화된 단계로 존재할 가능성이 가장 높은 온도입니다.[5]

이 두 조건이 모두 충족되고 있는지는 개울에 사는 송어의 습성에서 그 단서를 찾을 수 있습니다. 샤우베르거는 물은 중력 gravity과 경력levity(중력을 거스르는 힘)이 균형을 이룰 때 건강하다고 했습니다.[6] 개울 속 바위가 물의 흐름을 바꿈으로써 생기는 소용돌이 안에서 많은 시간을 보내는 송어는 이 두 힘의 균형 속에서 움직이지 않고 가만히 떠 있으면서 다가오는 영양분을 섭취합니다. 송어는 알을 낳을 때만 움직이거나 힘을 씁니다. 이렇게 행복한 삶을 사는 송어는 살이 탱탱하고, 맛이 좋고, 그리고 생명을 주는 영양으로 가득합니다. 어느 날 한밤중에 숲을 돌아보다 어떤 놀라운 현상을 목격한 샤우베르거는 그것을 다음과 같이 묘사했습니다. "모든 것이 알맞게 형성된 폭포에서 이러한 에너지의 흐름이 어떤 '빛의 물길'로 보였습니다. 송어가 사용하는 것이 바로 이 에너지입니다."[7]

사람의 손길이 전혀 닿지 않은 거의 온전한 자연 속에 사는 사람은 종종 관찰력이 강하게 발달합니다. 샤우베르거가 본 것은 물속에 살아 있는 경력입니다. 이 힘은 강의 소용돌이를 타고 위로 흐릅니다. 송어가 큰 힘을 들이지 않고 건강하게 살 수 있는 것도 바로 이 힘, '빛의 물길' 덕분입니다. 물론 이러한 요인은 특정 조건이 충족될 때만 존재합니다. 즉, 숲이 온전하게 보존되어 있어야 하는데, 개울은 연이은 수목으로 덮여 그늘져

(a) 물로 채워진 친수성 관

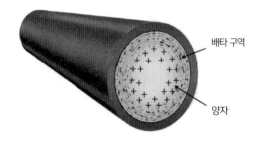

배타 구역

양자

(b) 내부에 구조화된 물 층이 있는 친수성 관

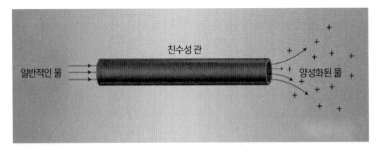

친수성 관

일반적인 물

양성화된 물

(제럴드 폴락의 허락을 받아 수록, 75.)

야 하고, 하천 어디에도 댐이 있어서는 안 되며, 하천은 물 '전문
가'가 만든 길이 아닌 자기 본래의 길로 흐를 수 있어야 합니다.
이 모든 조건이 충족되면 중력과 균형을 이루는 힘이 관찰되고,
이 강에서 송어는 행복한 삶을 살 수 있습니다.

숲이 베어져 나가고 개울이 곧게 펴지고 바닥이 준설되면
'빛의 물길'은 사라집니다. 그렇게 되면 송어는 개울에서 자신의
위치를 유지하기 위해 필사적으로 헤엄쳐야만 할 것입니다. 하지

만 근력만으로 물살을 거슬러 헤엄치는 것은 너무나 지치는 일이기에 결국 송어는 그렇게 반복되고 쓸모없는 노역으로 삶을 마치게 될 것입니다. 이는 평생 상류를 향해 헤엄치느라 나날이 고갈되고, 쇠약해지고, 그리고 병들어가는 산업 사회의 인간이 겪는 역경과도 크게 다르지 않습니다.

여기에서 중요한 점은 힘들이지 않고 물의 흐름에 반할 수 있게 만드는 이 경력이 온도와 유체 역학(나선형 또는 소용돌이를 기반으로 하는 흐름)과 같은 특정 조건에 의존한다는 것입니다. 이러한 조건들이 충족되면 물의 생명은 편안하고 건강은 자연스러운 결과가 됩니다. 이 상태는 구조화된 물의 자연적인 상태입니다. 또한 인간의 순환계 내 혈액 흐름의 기초가 되는 구조화된 물의 자연적인 상태이기도 합니다.

경력에 대한 샤우베르거의 이해와 구조화된 물의 흐름적 특성에 대한 폴락의 연구를 결합하면 생명 시스템에서 체액이 흐르는 방식에 대한 통찰을 얻을 수 있습니다. 혈액 순환은 잠시 접어 두고, 우선 수액樹液이 땅에서 90m 이상 자란 삼나무 꼭대기로 어떻게 그리고 왜 흐르는지 생각해 보시기 바랍니다. 전통적인 과학에 따르면 중력 때문에 물은 모세관 현상을 통해 지상 약 10m 높이 이상으로 흐를 수 없습니다. 이것은 기압에 따른 한계라고 알려져 있습니다. 하지만 10m보다 훨씬 더 키가 큰 나무들이 많이 있고 수액은 그 꼭대기까지 흐릅니다. 증산蒸散 작용이 일부 추가적인 상승 흐름을 설명할 수는 있겠지만, 가장 좋은 결과를 예측하더라도 대략 14m를 넘지 못합니다.[8] 그렇다면 무엇이 이 역설을 설명할 수 있을까요?

그 답은 바로 나무의 목질부 통로가 친수성이 매우 높은 관이라는 것입니다. 그 관의 내벽은 음전하를 띤 구조화된 물 층으로 되어 있습니다. 목질부 통로의 중심에는 용해된 영양소와 양전하를 띤 양성자로 가득 찬 일반적인 물이 존재합니다. 양성자들은 서로를 밀치면서 일반적인 물을 위로 밀어 올리는데, 이러한 상향 흐름은 관이 계속 존재하는 한 계속됩니다.

이것이 경력입니다. 이 힘은 샤우베르거가 가정한 것처럼 4℃에서, 그리고 관 내의 흐름이 나무의 목질부 내에서 나무 줄기의 부드러운 움직임으로 인해 나선형 또는 소용돌이 운동이 일어날 때 가장 강력하게 발생합니다. 이 설명은 자연의 방식이 얼마나 복잡하고, 정확하고, 심오한지를 잘 보여 줍니다. 물에는 네 가지 상태가 있지만, 생물학적 생명체를 위해 가장 중요한 것은 두 가지입니다. 구조화된 물은 일을 수행하는 전하를 생성하고, 옆에 나란히 놓인 일반적인 물은 단순히 흘러가게 됩니다.

이 시스템을 움직이는 에너지는 어디에서 들어올까요? 만약 친수성 관을 물이 찬 비커에 넣어 완전히 납으로 둘러싸인 상자 안에 넣는다면 관 내부에서 어떤 흐름도 발견할 수 없을 것입니다. 하지만 그 비커를 햇빛이나 우리 손바닥에서 나오는 적외선 주파수 또는 지구의 전자기장에 노출시키면 흐름은 다시 시작됩니다. 이러한 흐름을 이끄는 많은 자연 에너지원이 있지만 그 가운데 가장 강력한 것은 태양 빛입니다. 태양 빛은 무료이며, 풍부하고, 모든 식물이 이용할 수 있습니다. 태양 빛은 친수성 관을 충전하고 전하를 띤 구조화된 물을 생성하며 (마치 생명이란 그저 커다란, 더 없는 행복이 넘실대는 춤인 양) 관 안에서 일반적인 물을 무한히 흐르도록 만듭니다.

이제 좀 더 쉬워졌습니다. 광대한 모세 혈관 연결망 내에서 혈액이 멈추고, 가스와 영양소가 교환되고, 그리고 노폐물이 수거되는 바로 그 정확한 장소와 순간에서 출발하겠습니다. 혈액은 위로 흐르면서 정맥혈이 목적지인 심장에 도달할 때까지 점점 더 큰 혈관으로 합쳐져야 합니다. 세정맥은 아주 좁은 친수성 관으로서 햇빛에 노출되고(만약 빛이 우리를 관통하는지가 의심스럽다면 어두운 방에 들어가서 손바닥에 손전등을 대어 보세요), 지구의 전자기장을 획득하고, (그리고 희망하건데) 다른 사람이나 동물의 온기와 촉감을 통해, 세정맥 역시 자신의 관 안쪽에 구조화된 물의 층을 형성합니다. 구조화된 물의 층 가운데에는 양전하를 띤 일반적인 물이 있고 그 안은 양성자가 빼곡히 들어차 서로를 밀치고 있습니다. 혈액이 위로 움직이기 시작합니다. 혈액은 맹렬히 흐르는 전체 하천의 중간 단계 안으로 광범위한 '세정맥 영역'이 합쳐지면서 점점 더 빨라집니다. 물론 다리와 팔의 근육 압박이 이러한 상승 움직임에 기여하는 바도 있지만 그것들은 대개 흐름을 지원하는 나선 움직임을 유지하는 데 도움을 주고 있습니다. 또한 흐름이 약해지는 순간에 혈액이 중력의 힘에 무너지지 않도록 이를 막아 주는 밸브도 있습니다. 하지만 여기서 중요한 발견은, 풍부하고 견고하면서 영구적인 흐름을 유지하기 위해, 주변의 햇빛과 지구 에너지 그리고 다른 생명체로부터 방출되는 적외선 파장 등에 의해 에너지가 공급되는 이 친수성 관으로 된 시스템이 실제 모든 생물학적 시스템에 전적으로 필요한 것이라는 점입니다. 일반적인 물은 노폐물과 영양분을 운반하고 구조화된 물의 층은 시스템을 작동시키는 전압 또는 에너지를 생성합니다. 다른 모든 생명 시스템과 마찬가지로 우리도 지구와 태양을 통해 동력을 얻습니다.

이 연구 결과는 하지 정맥류, 울혈성 심부전, 그리고 혈액 순환 부진의 진짜 원인을 발견할 수 있게 해 줍니다. 이러한 질병은 구조화된 층이 제대로 형성되지 않을 때 발생합니다. 이는 마치 누군가가 우리의 숲을 베어 내고, 태양과 지구로부터 우리를 차단시키고, 질이 떨어지는 영양소와 물을 우리에게 제공하는 것과 같습니다.

이 연구 결과는 또한 무엇이 혈관 미란erosion(진무름)이나 죽상 동맥 경화를 야기하는지에 대한 중요한 통찰을 제공합니다. 혈관 미란이나 염증은 죽상 동맥 경화로 가는 숨겨진 과정이자 심장병의 원인으로 생각됩니다.(7장 참조) 폴락은 혈관 안쪽 벽을 둘러싼 두껍고 점성이 있는 구조화된 층을 (독소, 용질을 비롯한 다른 물질을 배제하기 때문에) '배타 구역'이라고 칭합니다. 그리고 이 층이 혈관을 염증성 손상으로부터 보호한다는 것이 나의 의견입니다. 구조화된 보호 겔 층이 제대로 형성되지 않으면 혈관 벽(대부분 동맥 또는 압력이 높은 쪽)이 손상되고 염증이 발생합니다. 혈관은 플라크(판)를 형성하여 스스로를 높은 압력으로부터 보호합니다.

1628년 윌리엄 하비의 『디 모투 코르디스』 출간은 인체 내에서 혈액의 흐름을 추진하는 활력의 개념에 대한 종말을 알리는 사건이었습니다. 심장이 인체 내 혈액의 움직임을 추진하는 물리적 힘이라는 하비의 이론은 오늘날까지 우리가 사용하는 기계론적 의학 모델의 첫 번째이자 결정적인 단계가 되었습니다. 비록 하비가 인간과 동물의 순환계 작용에 대해 귀중한 통찰력을 가졌다는 점에 대해 의문을 제기하진 않지만, 어쩌면 오래전 고대의 의사들도 우리가 생각하는 만큼 그렇게 틀리지는 않았을 것입니다. 아마도 최근에 재발견된 물의 독특한 특성을 통해 물이 생명의 운반체이며, 물의 네 번째 상태가 가진 특성이 순환을 추진하는 진정한 '생명'의 힘이라는 것을 보여 줄 수도 있을 것입니다. 만약 그렇다면, 인간에 대한 기계론적 관점이 이제는 인간의 신체가 실제 어떻게 기능하는지에 대한 더 정확한 설명에 자리를 내주어야 할 때인지도 모릅니다. 아마도 혈액 순환에 대한 실제적인 관점과 혈액의 움직임을 추진하는 것이 정말 무엇인가라는 질문이, 이미 상당히 늦기는 했지만, 자연에 내재한 치유력에 다시 연결하는 하나의 출발점을 제공할 수 있을 것입니다.

3
chapter

현대인을 불행하게 만드는 것과 심장의 관계

듀크 대학에서 동물학으로 학위를 받고 졸업하던 날, 나는 점점 더 혐오감을 불러오는 학교 제도로부터 마침내 벗어나게 되어 기뻤지만 한편으로는 특별한 기술도 없이 이제 뭘 해야 할 지에 대한 걱정도 함께하게 되었습니다. 나는 샌프란시스코로 향했고, 디트로이트에서 온 몇몇 친구 집에 얹혀살면서 도시 주변과 해안가 여기저기를, 그리고 인근의 공원과 숲을 떠돌아다녔습니다. 결국에는 일자리를 찾기 시작했지만 (다행스럽게도) 일자리를 찾을 수 없었습니다.

다행스럽다고 한 이유는, 당시 나는 이반 일리치Ivan Illich의 『누가 나를 쓸모 없게 만드는가The Right to Useful Unemployment』(느린걸음 2014)를 읽고 있었는데 사회의 불행 지수에 대해 쓴 그의 글에 큰 충격을 받았기 때문입니다. 고전 경제학에서 불행 지수는 (적어도 고전 경제학의 어떤 것이라도 '실재'한다면) 분명 실재합니다. 미국의 경제학자 아서 오쿤Arthur Okun이 고안한 경제 지표인 불행 지수Misery Index는 트루먼 행정부 시절부터 사용되어 왔는데 대략적으로 물가 상승률에 실업률을 더해 계산됩니다. 지수가 높을수록 사회적 불행의 비율이 높음을 나타냅니다. 불행 지수에 따르면, 미국인들은 포드 대통령(16.00)과 카터 대통령(16.26) 시절보다 존슨 대통령(6.77), 케네디 대통령(7.14), 그리고 클린턴 대통령(7.8) 시절에 훨씬 덜 비참했습니다. 사회적 불행의 가장 큰 증가는 닉슨과 카터 대통령 시절에 발생했습니다. 그리고 사회적 불행의 가장 큰 감소는 레이건과 트루먼 대통령 시절에 나타났습니다.[9]

전체를 함께 바라보는 일리치의 관점은 달랐습니다. 한 사회의 불행 지수를 산출하고자 할 때 고려하는 가장 중요한 것은 고용률이라고 했습니다. 전통적인 토착 문화 사회에서는(비록 그 수가 급격하게 줄고 있지만) 소위 '직업'이라는 것을 가지고 있는 사람이 거의 없다시피 하지만 많은 사람이 아주 행복합니다. 하지만 산업화된 국가와 산업화를 위해 맹렬히 노력하는 국가에서는 고용 수준은 높지만 불행 비율 역시 높게 나타난다는 것입니다. 오늘날 이것은 단지 다른 방식으로 측정되고 있을 뿐 증명되고 있습니다. 예를 들어, 〈세계 보건 기구(WHO)〉는 2020년에는 우울증이 세계 질병 부담(GBD)의 두 번째 주요 원인이 될 것이라고 예측합니다.[10] 그리고 우울증이 현대의 질병이라는 증거는 더욱 늘어나고 있습니다. 2012년에 발표한 한 연구에서는 이렇게 말합니다. "인간이 속했던 이전의 환경과 현대적 삶 간의 진화로 인한 불일치에서 발생하는 만성 질환에 대한 부담의 증가가 우울증 증가의 핵심일 수 있습니다. 사회적 자본의 감소, 불평등의 확대, 그리고 고독함은 우울증이 만연하는 사회적 환경을 초래하는 주된 후보 요인들입니다. 현대인들은 점점 더 과식과 영양실조, 주로 앉아 일하는 생활, 햇빛 부족, 수면 부족, 그리고 사회적 고립으로 고통을 겪고 있습니다. 이러한 생활 방식의 변화는 신체 건강을 악화시키고 우울증의 발병과 치료에 영향을 미칩니다."[11]

직업을 가진 사람은 자신이 몹시 싫어하는 일이라도 돈을 벌기 위해서 일해야 하기 때문에 비참합니다. 직업이 없는 사람은 직업을 가지지 못한 자신이 쓸모없다고 여겨지기 때문에 비참합니다. 그리고 참고로 일리치는 빈곤을 이상화하지 않았습니다. 그는 '현대 빈곤'을 세계적 산업 자본주의에 의해 양육되고 다듬어진 현상으로 설명했습니다.

지금도 물론 그렇지만 스무 살이었을 당시 이것은 나에게 큰 의미가 있었습니다.

당시 그런 상황에서 내가 스스로에게 고용 선택권을 다소 엄격하게 제한했기 때문에, 난 항상 관심을 갖고 있던 두 가지, 즉 전통 문화와 아프리카, 이 모두를 직접 경험할 수 있기를 기대하며 〈평화 봉사단〉*에 지원하기로 결심했습니다. 나는 아프리카 가나에 기반을 둔 농업 프로그램에 합격했고 훈련을 시작하기 위해 미시간 집으로 돌아왔습니다.

그러나 〈평화 봉사단〉 지원에 필요한 신체 검사에서 심장에

---

* 개발 도상국에 파견되어 기술, 농업, 교육, 위생 활동에 봉사하는 미국 정부 지원의 민간 단체. 1961년 미국 대통령 케네디의 제안으로 발족했다.

어떤 이상이 감지되어 나는 심장 전문의에게 보내졌습니다. 그곳에서 심장 비대 및 볼프-파킨슨-화이트Wolff-Parkinson-White 증후군 진단을 받았습니다. 이는 심장의 상방(심방)과 하방(심실) 사이에 선천적으로 존재하게 된 추가적인 전기 경로로 인해 비정상적인 심장 박동(빈맥)을 일으키는 드문 증상입니다. 전문의는 내가 의학적으로 아무 이상이 없다는 소견을 주지 않았습니다.

이 나라를 떠나 의미 있는 일을 할 수 있는 최고의 기회로 생각하고 이를 너무나 간절히 원했기에 나는 다른 의사의 소견을 듣기 위해 갖은 노력을 다했습니다. 그러던 중 한 심장 전문의를 찾았는데 그 의사는 심장 안에서 일어나는 부적절한 전기 활동과 관련된 비정상적 심장 박동, 즉 심실상 빈맥(SVT)으로 기존의 진단을 단순화시켰습니다. 나는 임펄스가 좌심방의 동방 결절(SA node)에서 시작하여 신경 세포의 '와이어'를 통해 좌심실로 이동하는 정상적인 '전기 시스템' 대신에 동방 결절에서 심실로 이어지는 두 번째 '와이어 연결'을 가지고 태어난 것입니다. 문제는 임펄스가 이 보조 경로를 따라 이동할 때 발생합니다. 이때 비정상적인 맥박수를 보이는데 나의 경우는 대략 분당 180~200회에 육박했습니다. 어렸을 때는 임펄스가 대체로 정상 경로를 따라 이동했고, 고등학교 때 격렬하게 농구 연습을 한 이후에 경험한 것을 제외하고는 모든 것이 괜찮았습니다. 그런 경우에도 몇 분 휴식을 취하면 해결될 수 있었습니다. 나는 당시 컨디션이 좋지 않았던 것이 아니라 내 심장 안에 괴상한 전도 시스템이 있었던 것입니다. 하지만 진단보다 더 중요했던 것은, 이 의사는 내가 아프리카에 가는 것을 승인했다는 사실입니다. 하지만 시간이 지체되어 가나의 그 자리로는 갈 수 없었습니다. 대신 스와질란드의 가장 외곽에 있는 시골의 한 초등학교에서 원예 가르치는 일을 맡았습니다.

◇ ◈ ◇

몇 달 후 스와질란드에 있는 근무지에 도착했을 때 주변 80㎞ 내에 백인이라고는 나를 제외하고 달랑 한 명 있었습니다. 그는 군대에서 탈출한 로디지아(현 짐바브웨) 사람으로 스와질란드에 정착하기 전에는 남아프리카의 한 생명역동biodynamic 농장에서 일했습니다. 자신만의 작은 밭도 가지고 있는 크리스라는 이 남자는 내가 스와질란드의 지역 학교에 유일하게 생명역동농법 채소밭을 처음으로 만드는 데 도움을 주었습니다. 우리는 2,000㎡의 땅에 모든 학생이 각각 16㎡ 넓이의 채소밭을 가꿀 수 있게 준비했습니다. 화학 물질이 아닌 퇴비를 이용해 만들어진 건강한 토양을 기반으로 하는 통합적인 시스템을 생각했습니다. 그런데 실제로는 잘 가꾸어진 밭도 있었지만 그렇지 않은 밭도 있었습니다. 그리고 우리가 콩, 토마토, 당근, 상추 등을 수확하려고 계획한 바로 전날 누군가 그것을 전부 훔쳐 가 버리기도 했습니다. 그 일이 있은 후 우리의 열정은 시들었고 밭도 예전 같지 않았습니다. 그럼에도 불구하고 어쨌든 우리가 해냈다는 사실이 기쁠 따름이었습니다.

크리스는 또한 나에게 책을 가득 안겨 주었습니다. 저녁이 되면 진흙과 짚으로 지붕을 얹은 촌장의 오두막 안에 있는 내 방으로 돌아와 촛불을 켜고 그 책들을 읽었습니다. 해가 진 후에는 마을에서 다른 할 일이 별로 없었기 때문에 나는 크리스가 준 책들, 특히 인지학적 의학(이하 인지 의학)에 관한 책을 포함하여 루돌프 슈타이너가 쓴 책, 그리고 그에 관한 책 모두를 탐독하였습니다. 슈타이너와 함께 연구한 사람들이 기술하는 의사의 전형은 매우 매력적이었습니다.

루돌프 슈타이너는 머리를 중심으로 하는 신경계, 심장과 폐에 중심을 둔 리듬계, 그리고 복부에 중심을 둔 신진대사계, 이렇게 인간을 세 부분으로 구성된 유기체로 그려 냈습니다. 또한 건강한 사회 조직은 다음과 같은 삼중적 원칙을 동일하게 반영해야 한다고 주장했습니다. (1) 합의에 의한 결정에 따라, 어느 누구의 목소리나 자율성도 다른 어느 누구에 의해 억압되거나 통제되지 않을 인권과 평등 (2) 모든 개인이 국가나 정부 기관의 간섭 없이 삶에서 자신의 길을 추구할 수 있는 예술적, 지적, 문화적 자유 (3) 형제애와 타인에 대한 상호 배려에 의해 추진되는 협력 경제.

건강한 몸을 염두에 둔 이러한 삼중적 방식은 슈타이너가 고안한 것은 아닙니다. 그의 작업에서 우리는 프랑스 혁명의 외침을 들을 수 있습니다. 자유(창조적 영역에서)와 박애(경제적 영역에서) 그리고 평등(권리와 통치에서). 그리고 우리는 미국 정부의 사법부, 입법부, 행정부에서도 그 메아리를 들을 수 있습니다. 사실 일부 학자들은 미국 헌법이 이로쿼이Iroquois 부족의 영향을 받았다고 주장합니다. 이로쿼이족은 삼중적 원칙과 비슷한 원칙에 따라 조직 체계를 세웠고 자신들의 거주지를 지속적으로 개선하고 수백 년 동안이나 자신들의 명맥을 유지하면서 살아왔습니다.[12] 물론 미국의 이상은 결코 실현되지 않았습니다. 처음부터 더럽혀져 있었습니다. 낮에는 행복 추구와 자아

실현을 부르짖고 밤에는 집단 학살에 동참하면 안 되는 것처럼, 같은 입으로 앞에서는 평등을 부르짖고 뒤돌아서는 노예들에게 명령을 내려서는 안 되는 것입니다. 하지만 위에서 언급한 원칙들이 나쁘다는 의미는 아닙니다. 단지 구현하는 데 결함이 있었고, 그 결과 우리는 아프고 분열되고 망가져 버렸습니다.

　세상에 대한 슈타이너의 통찰은 (비록 때론 '너무나 낯설지만') 일관되면서 이치에도 맞습니다. 예를 들어, 슈타이너는 우리가 현재 상상하고 있는 진화는 전혀 이치에 맞지 않다고 주장합니다. 처음에는 모든 것이 하나였다가 시간이 지나면서 측면들이 조금씩 깎여 얼룩말이 되고, 수선화나 에키네시아 등이 되었다고 합니다. 결국 인간은 다른 모든 종이 깎여 나간 이후에 그 창조의 중심에 남은 것입니다. 마치 미켈란젤로가 다비드상을 조각한 것처럼 말입니다.

　슈타이너에 따르면 의학은 일종의 재통합입니다. 예를 들어 인간의 심장이 형성될 때 깎여 나간 것이 스트로반투스라는 식물이라는 것입니다. 그렇기 때문에 심장이 병들면 여러분은 심장을 다시 온전하게 만들기 위해(어원상 '온전함whole'이란 '치유heal'라는 단어의 뿌리입니다) 바깥 세상에서 여러분의 신체 안에서 부족한 부분에 해당하는 그 부분을 찾아야만 합니다. 스티븀stibium이라고 불리는 금속 안티모니antimony는 길고 복잡한 분자 패턴을 형성하며 본질적으로 '응집력'을 상징하고 있습니다. 혈우병이나 설사를 겪는 사람은 이러한 응집력이 부족합니다. 따라서 이로 인해 고통받는 사람들을 위한 인지 의학적 조제에는 재통합과 온전함을 만들어 내는 안티모니가 포함됩니다.[13]

　진흙 오두막에서 크리스가 준 책을 샅샅이 뒤적이며 읽고,

고향집과 미국의 영향에서 가능한 한 멀리 떨어진 그곳에서, 그 때까지 내 삶에서 만난 다른 어떤 것과 달리 이것이야말로 세상을 바라보는 일관된 그리고 이치에 맞는 방식이라는 생각이 분명하게 다가왔습니다. 인지 의학은 실제적인 질문에 답하려고 최소한이라도 노력한다고 생각했습니다. 나는 의사가 되겠다는 생각에 거부감을 느끼기도 했지만 동시에 그것에 강하게 끌리기도 했습니다. 나의 미래가 의학과 치유에 있다는 것은 확실한데 다만 그것이 기존의 방식을 답습할 수 없음을 불현듯 깨달았습니다.

◇ ◈ ◇

나의 여정이 중간 즈음 접어들었을 때, 나는 스와질란드 만지니Manzini 인근의 농장에서 진행되는 원예 워크숍에 참석했습니다. 워크숍을 이끄는 사람은 음식에 대해 많이 알고 있었습니다. 음식은 내가 유기농 음식과 채식 위주의 식사를 시작한 10대 후반부터 깊은 관심을 가지고 있던 주제였습니다. 내가 많은 질문을 쏟아 내자, 그는 잠시 안으로 들어가서는 책 한 권을 가지고 나왔습니다. "이 책을 읽어 보세요. 당신의 모든 질문에 답해 줄 것입니다."

그 책은 웨스턴 프라이스Weston A. Price의 『영양과 신체 퇴행 Nutrition and Physical Degeneration』이였습니다. 1939년에 처음 출간된 이 책은 지금 현대 영양학의 바이블로 간주됩니다.[14] 이 책은 현대 자연 식품whole food 운동의 시작을 알렸고, 〈웨스턴 프라이스〉 재단을 탄생시켰습니다. 1999년 설립된 이래로 나는 지금까지 그 재단에서 이사직을 맡고 있습니다. 음식에 대해서는 웨스턴 프라이스, 그외 모든 것에 대해서는 루돌프 슈타이너, 이 둘은 내 남은 인생의 중심축이 되어 주었습니다.

◇ ◈ ◇

어릴 적 온타리오주 북부에서처럼 아프리카 보츠와나 북부의 오카방고 늪지대에서 나는 두 차례 카누 여행을 했습니다. 이전과는 다르게 이제는 무엇을 해야 할 지에 대한 명확한 느낌을 갖고 집으로 돌아올 수 있었습니다. 내가 해야 할 일은 다름 아니라, 인지 의학과 치료제로서의 음식, 그리고 나의 심장이 이끄는 모든 것을 함께 추구하기 위해 의과 대학에 가서 필요한 자격을 갖추는 것이었습니다.

심장의 기하학적 형태

2장에서 혈관을 통해 피를 순환시키는 몸 안의 다른 힘을 살펴봄으로써 심장이 펌프라는 기존의 개념에 이의를 제기했습니다. 그런데 심장이 펌프가 아니라면 무엇인가요? 몸에 혈액이 돌도록 펌프 역할을 하는 것이 아니라면 심장의 목적은 무엇인가요? 심장은 대체 무슨 일을 하는 것인가요? 심장 내 혈액에서는 어떤 일이 일어나는가요? 심장은 혈액을 통해, 그리고 혈액에게 무엇을 하는가요? 이것은 심장의 기능에 대한 중요한 질문입니다. 하지만 우선 심장의 형태를 고려하지 않고서는 심장이 어떤 기능을 하는지 이해할 수 없을 것입니다.

◇ ◈ ◇

우리는 심장의 구조에 대해 무엇을 알고 있습니까? 우선 무엇보다 심장은 우리가 일반적으로 생각하는 '하트 모양'이 아닙니다. 너무나 당연했지만 해부학 수업에서 내 앞에 놓인 심장이 밸런타인데이의 하트와는 닮은 점이 하나도 없다는 것을 발견하고 약간 당황했던 그 날이 아직도 기억납니다. 해부학 책에서 아름답게 그려진 장기 그림들을 보았기 때문에 명확하게 윤곽이 잡혀 있고 경계가 분명한 장기를 실제 보게 될 것이라고 반쯤 기대했기 때문입니다. 그런데 앞에 놓인 심장은 하나의 조직 덩어리처럼 보였습니다. 장기가 아니라 조직, 즉 지방 안에 들어 있는 근육이었습니다. 특이하지 않은, 그리고 별 특징도 없는 지방이었습니다. 나는 실망감을 숨겼지만 내 몸의 일부분이 짓눌린 것처럼 느껴졌습니다. 심장은 특별한 그 어떤 것이 아니었습니다.

의과 대학에서 나는 심장이 특별한 종류의 중간 근육(인체에서 오직 자궁에서만 발견되는)으로 구성되어 있으며, 각각 고유한 '첨판들leaflets'이 있는 네 개의 판막이 있으며, 심장의 네 개 방들 가운데 두 개의 상부 심방과 두 개의 하부 심실은 두께가 다르다는 것도 배웠습니다. 계속해서 심장을 통해 들어오고 나가는 혈류의 압력과 그것의 몇 가지 측면을 조사했으나 실제 심장의 모양에 대해서는 아무 말도 하지 않았습니다. 다른 장기들에 대해서도 마찬가지였습니다. 모양에 대해서는 크게 관심이 없었습니다.

역사적으로 인간의 형태와 자연계의 기하학적 구조에 대한 풍성한 관심과 연구에도 불구하고 오늘날 심장의 구조에 대해 이렇게 관심이 없다는 사실이 놀라울 따름입니다. 우리는 고대 동굴 벽화에서 인간과 다양한 동물이 일련의 삼각형과 원들로 묘사된 것을 볼 수 있습니다. 또한 고대 그리스인, 특히 플라톤의 글에서도 이를 발견할 수 있습니다. 플라톤은 다섯 개의 입체, 정사면체, 정육면체, 정팔면체, 정십이면체, 정이십면체가 인간 형태를 포함한 모든 자연 현상의 근간이라고 믿었습니다. 사실 고대의 설계자와 건축가들은 형태에 완고했고 놀라울 정도로 정확했습니다. 일부 자료에 따르면 피라미드 바닥 구조의 정밀도는 심지어 오늘날 우리의 능력을 능가합니다.

자연과 인간의 창조물에서 계속해서 나타나는 한 가지 형태는 나선형입니다. 특히 자연계에는 황금비(소수점으로 1.618, 파이phi로 표기)를 성장 인자로 삼는 많은 '황금' 나선이 존재합니다. 이때 '황금golden(완벽한, 훌륭한, 최고의)'이라고 칭한 이유는 두 수의 비율이 그 합과 큰 수의 비율이 같기 때문입니다. 앞의 두 숫자를 더해서 다음 항의 숫자를 구하는 피보나치 수열(1, 1, 2, 3, 5, 8, 13, 21, 34, 55⋯)은 이 황금비에 점근적으로 접근합니다.

황금 나선은 DNA 분자와 같은 가장 작은 개체에서도 보이고, 은하수와 같은 거대한 실체로도 나타납니다. 예를 들어 앵무조개 껍질이나 어린 고사리 잎 끝부분을 생각해 보십시오. 가지 위에서 잎이 자라는 모습에서, 장미 꽃잎이나 해바라기 꽃, 그리고 달팽이 껍질 등이 형성되는 모습에서 황금 나선을 찾을 수 있습니다. 우리는 그리스 파르테논 신전에서도 황금 나선을 볼 수 있고, 베토벤 교향곡 5번 1악장에서는 피보나치 수열을 귀로 들을 수 있습니다.

인체로 눈을 돌려 보겠습니다. 만약 제대로 보는 방법을 안다면, 몸 구조 전반에서 숫자 패턴이나 기하학적 형태, 나선 및 피보나치 수열을 발견할 수 있습니다. 치열을 먼저 살펴보겠습니다. 인간은 생의 초기에 다섯 개의 유치로 구성된 네 세트의 치아를 가졌다가, 7세경 시작하여 21세경까지 8개로 이루어진 완전한 네 세트의 치아로 발달합니다. 아마도 아이들이 대략 7세가 될 때까지 5음계 펜타토닉 스케일 음악에 가장 강하게 공명하는 것은 우연이 아닐 것입니다. 사실 유명한 자장가 대부분이 펜타토닉 스케일로 작곡되었습니다. 성인이 되면서 우리는 꿈결 같은 5음계를 떠나 옥타브 또는 8음계에 도달합니다.[15]

이번에는 어깨에서 손가락 끝으로 이어지는, 또는 엉덩이에서 발가락까지 이어지는 여덟 개의 뼈를 보겠습니다. 이 뼈들의 길이는 서양 옥타브 음계의 음 사이 간격과 같은 비율입니다.[16] 이것이 우연의 일치일까요? 아니면 기하학적 원리에 따라 구조가 배치될 때 그 안에 내재되는 힘 또는 기능적 향상을 암시하는 것일까요? 신체가 어떻게 기능하는지 이해하는 데 결정적인 단서를 제공하는 더 깊은 창조의 원칙이 여기에 작용하고 있는 건 아닐까요?

어떤 것의 형태를 이해하면 그 기능에 대한 중요한 통찰을 얻을 수 있습니다. 달걀을 예로 들어 보겠습니다. 종에 따라 알의 모양은 조금씩 다릅니다. 어떤 것은 원뿔 모양에 또 다른 것들은 구형에 가깝습니다. 절벽이나 다른 불안정한 위치에 둥지를 트는 새는 원뿔형에 가까운 알을 낳는 경향이 있습니다. 원뿔형 알은 둥지 안에서 굴러 나가더라도 밖으로 떨어지지 않도록 활 모양을 그리며 다시 굴러 들어오기 때문입니다. 반면 깊고 잘 보호된 둥지에 집을 짓는 새들은 구형에 가까운 알을 낳는 경향이 있습니다. 끝이 가늘든 그렇지 않든 알 모양은 자연에서 발견할 수 있는 매우 강한 형태 가운데 하나로(압력이 가해질 때 부서지지 않고 견딜 수 있기에) 새끼를 보호해야 할 때 자연은 대개 그 새끼들을 알 안에 넣어 둡니다.

이제 우리는 내가 의과 대학에서 마주했던 이와 같은 실수들을 바로잡고, 자연이 형태를 만드는 데 사용하는 원리와 더불어 형태가 기능에 대해 어떤 것을 말하고 있는지에 대해 더 잘 이해하려고 노력해야 합니다. 물론 이것은 복잡한 문제이며, 종국에는 아무것도 아닌 것으로 판명될 것의 의미에 대한 거의 망상적인 계시에 빠지기도 쉽습니다. 아마도 의과 대학에서 대체로 토론을 피하는 이유 가운데 하나일 것입니다. 즉, 이런 것들이 너무나 '초자연적'인 것으로 보이기 때문입니다. 하지만 의료계가 진지하지 못하고 너무 '별나게' 보일 수 있다는 두려움 때문에, 이 풍부하면서도 중대하고 잠재적으로 생명을 구할 수 있는 주제를 완전히 무시하면서 더 깊은 의미나 연관성에 대한 모든 언급(또는 심지어 생각까지도!)을 피한다는 것은 부끄러운 일입니다. 그 결과 불행하게도 우리는 자연과 신체, 그리고 그 둘 관계 사이의 큰 그림을 그리는 마법에 대해 피상적인 이해만 가지게 되었습니다.

심장의 형태에 대한 나의 연구는 프랭크 체스터Frank Chester의 훌륭한 작품을 만나고 나서야 비로소 제대로 시작될 수 있었습니다. 샌프란시스코에 기반을 둔 발도르프학교 교사이자 조각가, 기하학자, 그리고 철학자인 체스터는 자연에서 발견되는 형태들과 또 그것들이 어떻게 예술 작품으로 변형될 수 있는가에 주된 관심을 가지고 있습니다. 체스터는 2000년에 루돌프 슈타이너 대학에서 한 수업을 듣고 나서 플라톤이 모든 자연 현상의

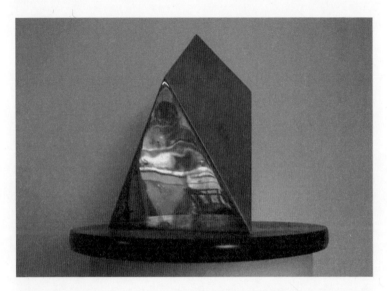

프랭크 체스터의 체스터면체chestahedron는 정삼각형 4개와 연kite 모양 사변형 3개로 이루어진 칠면체입니다. 12개의 모서리와 3개의 다른 대칭을 갖는 체스터면체의 7개의 표면적은 모두 같습니다. 이 체스터면체는 인간 심장의 형태와 기능에 대한 통찰을 제공합니다.(이미지 제공: 프랭크 체스터, New Form Technology, http://www.frankchester.com/)

근간이라고 생각한 3차원 기하학적 형태인 플라톤 입체에 특히 관심을 갖게 되었습니다.

세상에 5개밖에 존재할 수 없는 플라톤 입체는, 볼록 '정'다면체로서, 아주 특별하면서도 매우 흥미롭습니다. 고등학교에서 우리는 '정'다각형이란 등각(모든 각의 크기가 동일) 및 등변(모든 변의 길이가 동일)을 이루는 2차원 도형이라고 배웠습니다. 따라서 정다면체 또는 플라톤 입체는 등각과 등변을 이루는 3차원 형태입니다. 예를 들어, 정육면체는 일반적으로 플라톤

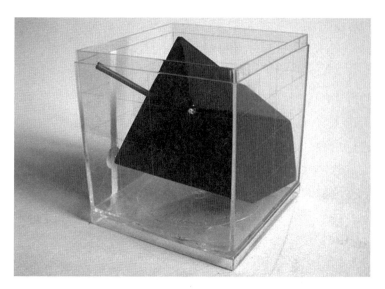

상자 안에 놓았을 때, 체스터면체는 중심에서 36° 떨어진 각도로 놓여 있습니다. 이것은 심장이 가슴 안에 위치한 것과 동일한 각도입니다.(이미지 제공: 프랭크 체스터)

입체 또는 볼록 정다면체라 할 수 있습니다.

인지학을 연구하면서 (일부 사람들의 기록을 통해) 슈타이너가 심장을 가슴속 가상의 상자 안에 놓여 있는 일곱 면의 형태로 묘사했다는 것을 알게 된 체스터는 이 아이디어에 흥미를 느꼈고 누가 그런 것을 모형으로 만들어 보려고 한 적이 있는지 궁금해하다가 이 형태를 조각하기 시작했습니다. 여러 차례 실패를 거듭한 끝에 프랭크는 정삼각형 4개와 연 모양의 사각형 3개 (12개 모서리와 3개의 다른 대칭을 가진 일곱 면의 표면적이 같은 형태의) 체스터면체 조각에 성공했습니다. 대단해 보이지 않을 수 있지만, 이 성과는 인간 심장의 형태와 기능에 대한 너무나 극적인 통찰을 제공합니다.

다음 단계는 (아마 슈타이너가 제안했을 수도 있을 법한) 이 일곱 면 형태를 상자 안에, 즉 칠면체가 꼭 들어맞는 정육면체 안에 집어넣는 것이었습니다. 다시 말하자면, 칠면체의 뾰족한 끝 부분을 아래로 향하게 해서 '정'육면체 상자 안에 정확히 맞추는 것을 한번 상상해 보시기 바랍니다. 꼭지 또는 끝은 정육면체의 중심에 놓이지 않고 약간 중심에서 벗어납니다. 이때 체스터면체는 중심에서 36° 각도로 떨어져 있게 됩니다.[17] 놀랍게도 이것은 심장이 가슴 안에 위치하는 각도와 동일합니다. 심장 역시 중심선에서 왼쪽으로 36° 떨어져 있습니다.[18]

체스터는 이 칠면체 형태가 인간의 심장에 대해 또 어떤 통찰을 보여 줄 수 있을지에 대해 흥미를 느꼈습니다. 그는 비례에 맞게 체스터면체 가장자리를 약간 둥글게 만들면 심장의 4개 방 가운데 가장 큰 좌심실의 공동cavity과 정확히 들어맞는다는 것을 발견했습니다. 실제로 가슴 안에서 심장이 36°의 각도를 보여 주는 것은 좌심실입니다. 이렇게 우리는 좌심실의 내부 형태를 갖게 되었고, 이것은 정육면체 상자 안에 있는 체스터면체와 같은 각도로 놓여 있습니다.

여기서 멈추지 않고 프랭크는 계속해서 체스터면체의 철사 모형을 만들어 물통 안에 넣고 회전시켰습니다. 회전하는 체스터면체는 물 안에서 수직축 주위로 흐름이 만들어지는 영역, 즉 소용돌이를 형성했습니다. 일단 소용돌이가 형성되면 체스터면체의 측면에 붙어 있는 것처럼 보이는 일종의 네거티브 공간 영역이 물속에 나타납니다.(프랭크의 웹 사이트에서 해당 영상을 보신다면 이것을 제대로 이해할 수 있습니다)[19]

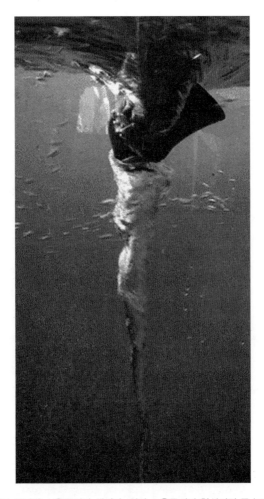

체스터면체를 돌리면 소용돌이가 생긴다. 일단 소용돌이가 형성되면 물속에 어떤 영역이 나타나는데, 이것이 체스터면체의 측면에 붙어 있는 일종의 네거티브 공간이다. 이 '돌기'는 물속에서 회전할 때 자신만의 소용돌이를 만들지만 체스터면체 자체에 의해 만들어진 수직 모양의 소용돌이보다 더 수평적이다. 더 수평적인 이 소용돌이는 인간 심장의 좌심실에 비해 우심실의 모양 및 연결부와 닮아 있다.(이미지 제공: 프랭크 체스터)

프랭크는 처음에는 당혹스러웠습니다. 하지만 마침내 그는 (오직 거장 조각가만이 해낼 수 있는, 또는 심지어 그런 시도를 생각해 낼 수 있는) '돌기'가 들러붙은 소용돌이치는 체스터면체의 형태를 조각해 냈습니다. 그는 이 돌기가 물속에서 회전할 때 자체 소용돌이를 생성하지만 체스터면체 자체에 의해 생성되는 수직 모양의 소용돌이보다는 좀 더 수평으로 형성되는 것을 발견했습니다. 더 수평적인 소용돌이 그 자체는 심장의 좌심실에 비해 우심실의 형태 및 연결부와 아주 닮아 있습니다. 그러고 나서 프랭크는 가장 두꺼운 부분 근처의 연결부를 포함해서 회전하는 체스터면체의 단면을 확인하였는데 또 한번 놀랍게도 심장의 우심실과 좌심실 모두와 유사한 단면을 보였습니다. 벽 두께도 동일하고 공동의 크기도 같습니다. 그리고 심실의 연결부 각도와 형태도 거의 동일합니다.

자신이 무엇을 발견하고 창조했는가를 처음으로 인식했을 때 프랭크 체스터가 느꼈을 그 경외심과 경이로움을 나는 단지 상상만 할 수밖에 없습니다. 슈타이너가 말한 것처럼 인간의 심장은 가슴속에 있는 정육면체의 상자 안에 칠면체로 놓여 있는 것은 아닐까요?

그러나 심장과 관련해 체스터면체를 연구함으로써 얻을 수 있는 통찰은 이것만이 아닙니다. 예전 해부학 수업에서 나는 심장은 근육이고 근육의 두께는 심장 부위에 따라 다르다는 것을 배웠습니다. 그러나 심장이 얼마나 많은 근육층을 가지고 있는지는 결코 배운 적이 없습니다. 또한 우리는 심장의 끝(거꾸로 된 체스터면체와 정육면체의 바닥이 만나는 심장의 바닥)이 왜 그렇게 얇은지도 조사하지 않았습니다. 심장의 끝은 단일 근육층으로 되어 있으며, 좌심실의 출구인 대동맥 판막의 바로 맞은편에 위치하고 있습니다. 심장을 펌프로 보는 모델에서는 이 부위가 가장 스트레스나 긴장이 높은 영역이어야 합니다. 어떻게 최고로 스트레스를 받는 이 부위가 그렇게 얇을 수 있을까요?

연구를 계속하던 프랭크 체스터는 19세기 스코틀랜드의 박물학자였던 제임스 벨 페티그루James Bell Pettigrew의 해부학 연구를 접하게 됩니다. 심장의 근육층을 자세하게 해부한 페티그루 박사는 심장의 여러 지점에서 근육층의 수가 최소 한 개(심장 끝 부분)에서 일곱 개까지 다양하다는 것을 발견했습니다.[20] 체스터는 자신이 가진 기하학적 지식을 바탕으로 물속에서 회전하는 체스터면체가 만들어 낸 물 원뿔의 각도에 맞춰 체스터면체를 여러 겹의 종이로 감싸기 시작했습니다.(이것은 회전하는 철사 형태에 의해 생성된 소용돌이와는 다른 것입니다) 체스터가 (회전하는 형태의 윤곽을 여전히 유지하면서) 형태를 제대로 감쌀 수 있는 유일한 방법은 심장의 여러 지점에 있는 근육층의 두께를 재현하는 것이었습니다.(가장 두꺼운 부분은 7겹, 심장 끝은 1겹)[21]

이제 우리는 이 장의 첫 질문으로 돌아갈 수 있습니다. 심장은 무엇을 하며 심장 안의 혈액에서 어떤 일이 벌어지나요? 지금까지 우리는 최근 관찰된 물의 독특한 특성, 특히 네 번째 상태에 존재하는 능력으로 인해 정맥계의 혈액이 본질적인 자력自力으로 심장을 향해 위쪽으로 흐른다는 것을 알고 있습니다.(다시 말하지만, 판막과 근육 수축으로부터 약간의 기여가 있습니다) 이러한 수직 흐름은 우심방, 즉 우심실 위의 작은 방에 도달합니다.

◇ ◈ ◇

심장에 대해 펌프보다 좀 더 적합한 기계적 이미지를 제안 해 달라는 요청을 받았을 때 루돌프 슈타이너는 심장에 가장 가까운 '기계'는 수격 펌프hydraulic ram라고 대답했습니다. 수격 펌프는 주로 흐르는 물에 배치되는 장치로 수문 장치 뒤편에 위 치한 저장 탱크에 물을 보관합니다. 물이 들어오는 쪽의 수문에 압력과 부피가 쌓이면 수문 반대쪽에는 진공 또는 음압이 생성 됩니다. 수문을 사이에 두고 특정한 압력 차이에 도달하면, 수 문이 열리고 물은 언덕 위로 거슬러 추진될 수 있게 됩니다.

심장에서도 비슷한 일이 일어납니다. 정맥혈이 우심방으로 흐르고 우심방의 압력이 상승하면 수문(삼첨판)이 열리고 혈액 이 우심실로 들어갑니다. 하지만 이것이 전부가 아닙니다. 체스 터면체 모델에서 볼 수 있듯이 우심실에 도달한 유체는 다음 수 문(폐판막)을 통해 나가기 전 소용돌이로 변환됩니다. 이것이 결 정적인 포인트입니다. 두 가지 과정이 동시에 발생합니다. 첫 번 째는 위에서 설명한 수격 펌프/수문의 작용 원리로 인해 혈액의 운동량이 증가하는 것입니다. 하지만 운동량의 증가와 함께 혈 액의 형태는 층류laminar flow에서 소용돌이로 변합니다. 게다가 심장 우측편의 활동은 혈액이 우심실에서 수평으로 위치한 폐 로 이동할 때 정맥혈의 수직 방향 층류를 수평 흐름인 소용돌 이로 전환시킵니다.

이렇게 폐를 통해 이동한 혈액은, 친수성 관 안에서 생기는 물(또는 지금의 경우 혈액)의 네 번째 상태의 결과로 혈액은 다시금 모세 혈관 안으로 이동합니다. 나는 혈액이 폐 모세 혈관의 고저항 환경을 뚫고 이동할 수 있는 방법이나 이유에 대해 이해할 만한 설명을 조금이라도 들어 본 적이 없습니다. 우리는 혈장 안에 혈구가 매달려 있는 점성이 높은 혈액을 가지고 있고, 그 혈구의 직경이 거의 모세 혈관만큼 크면서도 광활한 폐 모세 혈관 망을 통해 힘들이지 않고 움직이고 있다는 점을 기억해야 합니다. 이러한 결과가 우심실의 낮은 펌프 압력 덕분이라고 생각하는 것은 마치 1.6km 길이의 호스를 가져와서 호스 안 둘레의 치수와 거의 같은 크기의 구슬 여러 개를 물과 함께 호스 안에 넣고는 살짝 밀어서 물과 구슬이 800m를 이동하고 그러고 나서 다시 800m 이동하여 펌프로 돌아갈 것이라 기대하는 것과 같습니다.

모세 혈관 안으로 흘러 들어간 혈액은 이제 수평적 흐름을 이어가면서 다시 심장의 좌심방으로 돌아갑니다. 이때 좌심방은 승모판 뒤에서 흐르는 혈액의 에너지를 저장하는 임시 보관소 역할을 합니다. 좌심방에 압력이 증가하고, 수문이 열리고, 그리고 혈액이 좌심실 안으로 흘러들어 갑니다. 그리고 이제 물속에서 회전하는 체스터면체를 생각해 보십시오. 좌심실은 이 층류를 수직 방향의 소용돌이로 변환합니다. 압력의 상승과 결합된 이 소용돌이 흐름은 대동맥 판막을 열고, 그리고 혈액은 동맥을 통해 신체 나머지 부분으로 방출됩니다.

심장에 대한 최상의 모델이 펌프가 아니라 수격 펌프라는 추가적인 증거는 심장 수축기期로 알려진 수축 과정 동안 대동맥궁의 움직임에서 찾을 수 있습니다. 만약 심장이 펌프라면, 심장이 대동맥궁을 통해 혈액을 펌프질 할 때 유연한 궁은 강력한 밀어내기를 할 때마다 곧게 펴질 것이라고 예상할 수 있습니다. 그러나 반대로 이 수축 과정에서 대동맥궁은 안쪽으로 구부러져 더 큰 예각을 형성합니다. 이것은 일반적인 혈관 조영술을 통해 볼 수 있습니다.

집 바깥 수도꼭지에 부드러운 정원 호스를 연결한다고 상상해 보십시오. 호스를 꼭지에 연결하고 꼭지에서 물이 나오면 호스는 즉시 아치 모양을 만듭니다. 그런 다음 신속하게 꼭지를 최대로 열어 강력한 물줄기가 나오도록 합니다. 호스의 부드러운 아치 모양은 어떻게 될까요? 아치는 증가한 힘에 의해 곧게 펴집니다. 하지만 대동맥궁에서는 반대의 상황이 일어납니다. 수축기에서 힘의 증가가 예상될 때마다 아치는 안으로 구부러집니다. 수축기 동안 이렇게 안쪽으로 굽는 현상은 오직 음압으로만 설명될 수 있습니다. 그리고 이 음압은 수격 펌프에 의해 생성된 흡입과 유사합니다. 다시 말해, 이러한 대동맥궁의 이례적인 행동은 힘으로 혈액을 강제로 밀어내는 것이 아니라 심장이 음압 또는 흡입을 생성하고 있음을 보여 줍니다. 심장이 혈액에 미치는 작용은 힘을 생성하는 것이 아니라 흡입을 사용하여 혈액의 운동량을 증가시키는 것입니다.

펌프가 아니라면 심장의 기능은 무엇일까요? 심장의 기능은 소용돌이를 만드는 것입니다. 다음 장에서 우리는 소용돌이 흐름의 중요성과 심장에 의해 생성되는 이 '소용돌이 교차'(하나는 수평, 그리고 다른 하나는 수직)에 대해 탐구해 볼 것입니다.

5
chapter

환자를 만나는 최선의 방법을 찾아

의대 3학년생이었던 1983년, 나는 스와질란드 평화 봉사단에서 2년 기한을 마친 상태였습니다. 그리고 한 살 배기 딸아이의 아빠가 되었습니다. 또한 앞으로 수십 년간 나의 작업에 영향을 줄 두 가지 구상에 대해 이미 열정으로 가득 차 있었습니다. 약으로서의 음식, 그리고 루돌프 슈타이너의 정신 과학적 철학인 인지학, 바로 이 두가지였습니다. 그해 나는 뉴햄프셔의 월튼에 있는 한 인지학 공동체가 주관하는 인지학 학회(연례적인 의사들의 연수 주간)에 처음으로 참석할 수 있는 기회가 생겼습니다.

그때까지 인지학을 책으로만 접할 수 있었지만 그럼에도 본격적인 의사가 되었을 때 어떤 질병이라도 다루고 치료할 수 있는 중요한 통찰력을 가지게 될 것이라 스스로 확신에 차 있었습니다. 그리고 활기도 넘쳐 났습니다.

학회 첫날 저녁, 발도르프학교 운동의 한 지도자인 러시아 출신의 영어 교사 프랜시스 에드먼즈Francis Edmunds의 강의에 참석하게 되었습니다. 이런 강의는 처음이었습니다. 당시 그가 80대의 나이였음에도 불구하고, 나는 한 사람이 그토록 활기차고 명료하게 그리고 힘 있게 말할 수 있다는 사실에 경외감이 들었습니다. 그런데 그것은 깊은 상심을 남기기도 했습니다. 18년간이나 학교 교육을 받았고 수천 개의 강의를 들었음에도 이렇게 진심을 느낄 수 있고, 이처럼 강한 힘을 지니고, 그리고 이렇게 가슴에 직접 와닿는 강의는 처음이었기 때문입니다.

30년 이상이나 훌쩍 지난 지금, 나는 그날 밤 에드먼즈가 무슨 이야기를 했는지 거의 기억나지 않습니다. 하지만 복잡한 문제들에 대해 말하는 그의 명료함에 내가 얼마나 깊은 감명을 받았는지는 분명히 기억합니다. 일반적으로 지금도, 누군가(주로 과학자)의 강의를 듣고 있자면 대개는 한 연구에서 다음 연구로 꼬리에 꼬리를 무는 방식이거나, 어떤 연구가 제안한 것에 대한 통계치를 이야기하거나, 또는 어떻게 해당 연구를 통해 지식의 체계를 넓혀가는가 등에 대한 것입니다. 각자의 위치에서는 모두가 멋지고 훌륭합니다. 하지만 놀이가 어린아이의 발달을 향상시킬 수 있다고 제안하는 연구를 듣는 것과 80세 남성이 아주 명료한 목소리로 어린아이들은 세상 안으로 '성장'한다는 강의를 듣는 것은 전혀 별개의 것입니다. 에드먼즈는 다른 사람들의 작업이나 연구를 참조하지 않았습니다. 그는 평생에 걸쳐 작업하고 관찰하고 사색한 것을 토대로 발전시킨 자신의 통찰을 전달해 주었습니다. 그는 어떤 외부 검증도 필요하지 않았고 청중은 그것을 받아들일 수도 그러지 않을 수도 있었습니다. 듣고 있자면 그의 말은 마치 다른 곳(약간 과장해서 표현한다면, 인식의 땅)에서 온 것 같은 느낌이 들었습니다. 너무나 신선하고 색달랐던 그때의 경험을 한시도 잊은 적이 없습니다.

그날 밤 나는 결심했습니다. (비록 대체로 무의식적이었다고 생각하지만) 언젠가는 나도 그 인식의 땅으로부터 오는 말을 할 수 있기를 진심으로 원했습니다. 인지학에 대한 배움이 나에게 길을 제시해 줄 것이라 생각했습니다. 하지만 동시에 내가 접하게 될 모든 것에 깊은 의문을 제기해야 한다는 것, 그리고 프랜시스 에드먼즈가 하는 말의 원천처럼 보이는 그 인식의 땅에 도달하는 것이 곧고 쉬운 여정은 아닐 것이라는 것도 느꼈습니다. 또한 나는 그것이 갈 만한 가치가 있는 유일한 여행이라는 것도 알았습니다.

월튼에서 열린 이 학회는 내 아내 그리고 딸과 함께한 3개월 간의 여정 중 맨 처음 들른 곳이었습니다. 그곳에서 이 나라 최고의 의사 세 명이 나를 견습생으로 받아들였고, 그렇게 나는 그들로부터 인지 의학을 배울 수 있었습니다. 나는 그들에게 의학 전반에 대해, 특히 인지 의학과 자연 의학에 대해 내가 이미 잘 알고 있음을 보여 주고자 했습니다. 지금도 그렇지만 당시 나는 준비가 덜 되어 있다는 느낌이나 내가 관심 있는 주제에 대해 나보다 다른 사람이 더 많이 알고 있다는 느낌이 싫었습니다. 이것이 나에게 약점일 수도 있고 불안감 때문이라고 인정할 수도 있겠지만 이것은 또한 내 삶에 있어, 특히나 젊었을 때는, 하나의 큰 자산이었습니다. 이것은 유익한 방식으로 내가 사물을 이해하고 숙달하도록 이끌었습니다.

그 3명의 의사는 스타일이 각각 달랐습니다. 펜실베니아주 킴버튼의 리차드 프리드Richard Fried는 강한 인지학적 성향을 가지면서도 거의 전통적인 일반 진료를 하고 있습니다. 뉴욕주 코페이크의 필립 잉카오Philip Incao는 식이 요법에 집중하면서 전통 일반 의학과 단절하기를 원하는 진정한 급진주의자였습니다. 필립 잉카오와 나는 발달 장애를 가진 성인들을 위한, 슈타이너로부터 영감을 받아 만들어진 마을에 거처를 제공받았는데, 거주하는 사람들 대부분은 자폐 스펙트럼 장애를 가지고 있었습니다. 우리는 머물고 있는 집에서 그 가족들과 함께 식사도 하면서 지냈습니다. 마지막 견습 교육은 정신과 의사이자 철학자인 버트람 폰 자베른Bertram Von Zabern이 있는 뉴햄프셔에서 이루어졌습니다.

내가 이론적인 부분을 잘 숙지하고 인지학자로서 세상을 바라보는 방법에 대해 이미 잘 알고 있었기에 그 세 사람 모두 곁에 나를 두고 함께하는 것을 좋아했습니다. 그래서 우리는 환자를 진찰한 후 환자의 진짜 문제나 불균형이 어디에 있는지 그리고 어떻게 치유(또는 재통합)할 수 있는지에 대해 토론할 수 있었습니다. 이 모든 것이 너무나 재미있었습니다. 하지만 이것은 내가 인지 의학을 혼자 시작하면서 가졌던 희망과 기대만큼 인지 의학 치료법만으로는 환자의 문제를 해결하는 데 도움이 되지 않는다는 사실을 깨닫기 전의 일이었습니다.

그후 나머지 의대 과정과 레지던트 기간 동안 나는 대개 나자신에게 집중하면서 기존 체계 내에서 잘 유지 정도만 할 수 있도록 필요한 자격 시험이나 테스트를 준비했습니다. 특별히 나에게 불만을 가진 사람은 없었지만 나를 가르치는 것이 힘들다는 말을 자주 들었습니다. 나의 관점에서 보자면, 나는 그 시스템이 옳은가 그렇지 않은가 하는 논쟁에 참여하기 위해서가 아니라 그 시스템을 알아보기 위해 그곳에 있었습니다.

그러는 동안 나는 일주일간 열리는 인지 의학 연수에 매년 참석했습니다. 이 연수에서 나에게 아주 중요한 두 가지 일이 일어났습니다. 우선, 의학, 음식, 그리고 깊은 의미에서 삶에 대한 관심사가 나와 동일한 동료들을 처음으로 만났습니다. 그 다음은, 어쩌면 더 중요할 수도 있는데, 내가 선생님으로서 받아들일 수 있는 누군가를 만난 것입니다. 미국에 인지 의학을 펼치기 위해 유럽에서 온 그 중요한 인물은 바로 독일 의사이자 박사인 오토 볼프Otto Wolf였습니다. 베토벤을 닮은(베토벤에 대한 묘사가 정확하다면) 그는 내 기준에서는 모든 것을 알고 있는 듯했습니다. 모든 별과 별자리, 모든 식물, 열 두개의 언어, 모든 광물, 모든 의학(전통 요법, 동종 요법, 약초 요법, 또는 인지 의학)에 대해 잘 알고 있었습니다. 여가 시간에는 스카이 다이빙과 탐험을 하며 보내는 그는 내가 몇 년 전에 갔던 것과 같은 경로로 같은 가이드와 함께 아프리카의 오카방고 늪으로 카누 여행을 떠나기도 했습니다.

오토 박사는 우리에게 거침없이 질문하고 참을성 있게 기다려 주었습니다. 나는 그런 오토 박사로부터 세상을 바라보고 세상에 대해 생각하는 또 다른 방식을 배웠습니다. 인지학을 배우는 것은 새로운 언어, 즉 예술적 사고의 언어를 배우는 것과 같았습니다. 그것은 바로 혈액이 왜 그런 방식으로 움직이는지, 심장에서 무슨 일이 일어나는지, 그리고 심장이 어떻게 가장 작은 입자들 또는 가장 멀리 떨어진 천체와 연결되어 있는지를 묻는 사고입니다. 항상 내 의식 속에 맴도는 오토의 말은 "물질은 아무엇도 하지 않는다."입니다. 오토에게 우주와 그 안의 모든 것은 유동적이고 역동적인 힘의 장이었고, 그는 그것을 아주 자세하게 이해하고 묘사하려고 했습니다.

그것은 우주의 힘이 어떻게 심장을 형성하는지 연구하는 것과, 심장이 미오사이트myocyte로 불리는 특화된 근육 세포로 되어 있고 액틴 세관actin tubulus이 포함되어 있다는 것을 연구하는 것, 그 둘 사이의 차이입니다. 인지 의학 의사가 되기 위해서는 이와 같은 방식의 사고를 경험해야 합니다. 그리고 오토가 말했듯이 모든 것에 대해 알고 있어야 합니다. 정교한 생화학이나 별자리의 이름과 이야기, 음악의 역사(오토는 아주 능숙한 클래식 바이올린 연주자였습니다), 스카이다이빙 하는 법, 그리고 인지 의학에서 사용되는 의약품 전체(수백 쪽)를 알아야 합니다.

오토는 내가 리코더와 그림을 배우고, 인지 의학과 동종 요법의 약전을 외우고, 합창단에서 노래를 부르고, 금속, 별자리, 식물, 원예, 그리고 물의 움직임을 배우도록 영감을 주었습니다. 비록 생화학은 아주 잘하지 못했고 스카이다이빙은 결코 시도해 보지 않았지만, 나는 온전한 한 인간이 적어도 무엇을 알고 경험해야 하는지에 대해 눈을 뜨게 되었습니다. 내 삶에서 이 시기는 질문을 모으는 시간이었습니다. 무엇이 피를 움직이게 하는가? 왜 세포들은 서로와의 연결, 그리고 더 큰 전체와의 연결을 끊고 '이기적'이 되는 것일까? 그 당시 나는 오토가 말했던 이 힘들의 본질을 열심히 탐구하였고 그것들이 진짜인지 그리고 만약 그렇다면 어떻게 작동하는지 매우 궁금했습니다.

의료 연수를 마친 직후 우리 가족은 뉴햄프셔로 돌아왔고, 나는 피터버러에서 인지 의학과 전통 음식을 통한 치료에 기반을 둔 진료를 시작했습니다. 이러한 조합이라면 환자들을 괴롭히는 그 어떤 것이라도 충분히 치료할 수 있을 거라 생각했습니다. 뉴햄프셔로 돌아오기로 결심한 동기 중 하나는 미국 최초로 공동체 지원 농업(CSA)을 개발하느라 분주한 윌튼의 발도르프 공동체 농부들과 아주 가깝게 지냈기 때문입니다. 나는 내 환자들이 가능한 한 가장 좋은 음식에 접근할 수 있도록 개인적으로 공동체 지원 농업에 참여하면서 농부들 가까이에서 지내고 싶었습니다. 농장과 발도르프학교 역시 선물 경제*를 발전시키고 있었고, 궁극적으로는 나의 의료 행위도 크게는 이런 방식으로 지원될 것이었습니다.

이 기간 동안 나는 프랜시스 에드먼즈를 통해 목격했던 것과 같은 열정과 확신을 추구하는 여정 안에서 내 자신을 진리의 전도자로 생각했습니다. 나는 환자들을 위한 식사 지침을 개발했습니다. 예를 들어 단백질, 지방, 탄수화물과 같은 다량 영양소의 양을 조절하면서 여러 변형들을 실험했습니다. 새로운 약, 새로운 움직임과 운동 전략, 그리고 특히 심장을 포함한 전반적인 질병에 대한 새로운 사고방식을 시도했습니다. 키토제닉 식단, 물 단식, 움직임을 위한 기공, 치료 오이리트미, 정맥 비타민 C, DMSO, 암 치료를 위한 카니보라carnivora, 산소 요법, 그리고 모든 종류의 천연 의약품에 대한 실험 등이 여기에 포함됩니다.

이 모든 배움과 실험이 아주 멋진 일이었지만(아마도 그렇게 배움과 멋진 실험의 시간**이었기 때문에**) 시간이 지나면서 일관되

---

*   gift economy_재화를 선물로 나누어 줌으로써 물질적 필요를 충족시키는 경제

게 의지해 온 많은 설명이 공허하게 느껴지기 시작했습니다. 설상가상으로 내가 행한 치료 대부분은 환자들이 자신의 삶을 바꾸는 데 도움을 주지도 못했습니다. 나는 인지학을 통해 얻은 통찰력을 좀 더 견고하게 만들기 위한 방법을 찾기 시작했습니다. 심장을 이해하려는 나의 탐구로 증명된 그 통찰들은 이 책 전체에서 그 발자취를 찾을 수 있습니다. 하지만 (일단 그 주제에 대해 능통해지면) 나는 모든 것을 통합할 하나의 해답, 깨달음, 또 이를 통해 저절로 얻게 될 것 등에 대해 내심 부푼 기대를 하고 있었다는 사실도 이제서야 깨닫게 되었습니다. 그리고 그 기대가 얼마나 오만하고, 단순하고, 유치한지도 알게 되었습니다. 이제 무엇이 진짜인지, 무엇이 실제로 환자들에게 효과가 있는지, 그리고 인지학과 그 외 다른 곳에서 얻은 통찰이 어떻게 기존 과학 및 의학과 연결되는지를 발견하게 될 고되고 힘든 여정이 막 시작되었을 뿐이었습니다.

6
chapter

과연 심장 마비의 원인이 관상 동맥에 있는가

이 책을 집필할 때 나는 2장과 4장에서처럼 정상적인 순환과 건
강한 심장의 생리학과 해부학을 먼저 살펴보는 것으로 시작하고
싶었습니다. 주류 의학이 (심장에 대해 작동 원리를 실제로 이
해하고 거기서부터 나아가기보다는 비정상적이고, 병들고, 기능
하지 않는 것을 '바로잡는 것'에 초점을 맞추고 있다는 것을 포
함하여) 너무나 잘못된 방향으로 가고 있다고 생각하기 때문입
니다.

　예를 들어, 전염병의 본질과 범위를 이해하려면 우선 자연
과 인체 내 미생물의 역할을 철저히 조사하고 이해하는 것이 현
명할 것입니다. 만약 그렇게 한다면, 미생물이 모든 생태계의 필
수적인 부분일 뿐만 아니라 장에 서식하는 3.2~3.6kg의 미생물
없이는 인간이 생존할 수 없다는 사실도 알게 될 것입니다. 더

불어 그 미생물이 부분적으로는 죽은 물질의 청소부(특히 균류)이고, 또 다르게는 소화 작용제이며(주로 박테리아), 그리고 마지막으로 유전 물질을 변형시키는 인자(바이러스)라는 것도 이해하게 됩니다. 그러나 우리는 미생물과 다른 생명체 사이의 복잡한 상호작용이나 실제 미생물이 전체 생태계를 어떻게 조정하고 그것에 기여하고 있는지를 연구하기보다 의과 대학에서 연쇄상 구균 박테리아가 인후통을 유발한다는 사실과 그 생명 주기가 이러저러하다는 것, 그리고 페니실린으로 그것을 죽일 수 있다는 것 정도로 배우고 그 다음으로 넘어갑니다.

이러한 패러다임을 둘러싼 사고방식도 (비록 충분히 빠르진 않지만) 변화하고 있습니다. 하지만 의료 교육은 여전히 질병을 제거하는 데 너무 많은 중점을 두면서 미생물 군집을 비롯해 미생물 선조와 인간과의 공진화를 이해하는 데 충분한 관심을 두고 있지 않습니다. 마찬가지로 해부학적 형태와 구조에 대한 학습도 크게 강조하지 않습니다. 그런데 비록 내가 환원주의적이고 질병 중심적인 접근 방식보다 의학에 대한 전체 시스템적이고 건강에 기반을 두는 접근 방식에 찬성한다고 해도 여전히 많은 사람 그리고 많은 지역 사회와 생태계가 병들고 고통받고 있다는 사실만은 피해갈 수 없습니다. 그리고 전 세계적으로 사망의 주요 원인은 심장 질환입니다.[22]

심장이 병에 걸린다는 것은 무엇을 의미합니까? 형이상학적 설명은 완전히 버리고(반대로 10장과 11장에서 형이상학적으로 더 자세히 탐구할 것입니다) 심혈관 질환의 범주에 속하지 않는 많은 심장병을 제쳐 두더라도 이 질문에 대한 답은 여전히 다소 의미론적인 도전으로 다가옵니다. 그 이유는 의사들이 '심장 질환'이라고 말할 때 그들은 흔히 심장으로 가는 혈류가 막혀 심장 마비로 이어질 수 있는 관상 동맥 질환과 같이 관상 동맥(심장에 혈액을 공급하는 동맥)에서 발생하는 사건이나 질환을 언급하기 때문입니다. 일반적인 통념 또한 그러합니다. 그러나 협심증, 불안정형 협심증, 그리고 심근 경색(심장 마비)을 포함하는 심장병의 범주(일반적으로 관상 동맥 질환이라고 합니다)는 관상 동맥에서 일어나는 사건이 아니라 실제 심근(심장)에서 일어나는 사건의 관점에서 훨씬 더 잘 이해가 됩니다.[23]

이러한 관점은 매우 중요합니다. 왜냐하면 심장병과 관련한 관상 동맥 이론은 국가적으로 수조 원의 수술 비용(주장하건데 대부분 불필요한)과 좋은 만큼 해를 입히기도 하는 약물 치료에 수조 원을 지출하게 하였고, 많은 사람이 문제를 더 악화시키는 저지방 식단을 채택하도록 만들었기 때문입니다. 미국 〈질병 통제 예방 센터(CDC)〉에 따르면 해마다 약 735,000명의 미국인이 심장 마비를 겪고 있습니다. 그리고 매년 거의 610,000명의 미국인이 심장병으로 사망하는데 이는 모든 사망자 네 명 가운데 한 명꼴입니다.[24] CDC재단은 심장병과 뇌졸중으로 인해 미국인들이 하루 거의 1.4조 원에 달하는 의료 비용 지출 및 생산성 손실을 보고 있다고 추정하며, 2030년까지 연간 직접 의료 비용은 1,200조 원을, 그리고 생산성 손실은 404조 원을 초과할 것으로 추산하고 있습니다.[25]

심장 마비 이면에 있는 실제 병리 생리학적 사건을 이해함으로써 우리는 심장 건강에 좋은 식단(저지방 식단이 아닌 웨스턴 프라이스 방식의 식단을 의미함)과 안전하면서도 저렴한 약(예를 들어, g-스트로판틴), 그리고 독성이 없으면서도 효과적인 다른 치료법들을 채택할수 있습니다. 무엇보다 중요한 것은, 심장 마비에 앞서 심장에서 일어나는 사건을 이해하게 된다면 왜 심장병이 현대적 삶을 영위하기 위해 지불해야 하는 진정한 대가인가를 다시금 살펴보게 될 것입니다. 심장 질환이라는 유행병을 극복하기 위해서 우리는 새로운 의학적 패러다임, 새로운 경제 체제, 그리고 새로운 생태 의식, 즉 모든 것에 있어 새로운 삶의 방식이 필요합니다. 관상 동맥 이론은 실제 병리학적 사건을 잘못 해석함으로써 이러한 큰 그림을 놓치고 있습니다.

◇ ◈ ◇

기존 의학이 심장에 대해 너무나 많은 오해를 하고 있기에 나는 심장 마비의 정의에서부터 시작하고 싶습니다. 정의를 내림에 있어 기존 의학을 크게 문제 삼지는 않을 것입니다. 심장 마비 또는 심근 경색은 심근 세포(심장 세포)의 죽음으로 이어지는 사건입니다. 이러한 심근 세포의 사멸은 조직 괴사로 이어집니다. 심근 경색은 일반적으로 심장 세포 내부에 있는 심장 효소의 상승을 통해 진단됩니다. 심장 세포가 죽으면 용해(분해)되어 효소를 포함한 내용물을 혈액으로 방출합니다.

심장 마비에 대한 이러한 정의 외에도 심장병의 의미 역시 용어가 지나치게 혈액 흐름 쪽으로 치우쳐 있어 이해가 쉽지 않은 상황입니다. 그리고 심장 마비, 심장 리듬 문제, 울혈성 심부전 등의 차이를 구분하지 않기 때문에 **심장 질환**을 정확하게 언급할 수 없습니다. 많은 사람이 **심장 질환**보다 **관상 동맥 심장 질환**이라는 말을 사용합니다. 하지만 이는 심장 질환이 관상 동맥에 의해 발생한다는 것을 암시합니다. 나는 대개 **협심증, 불안정형 협심증,**

그리고 **심근 경색** 등과 같이 질병의 스펙트럼을 언급합니다. 비록 번거로운 표현이기는 하지만 일반적으로 내가 심장 마비를 포함한 질병의 유형에 대해 논의할 때 언급하는 방식입니다.

　　최근까지 대부분의 심장 마비는 심장으로 이어지는 주요 동맥에 플라크plaque가 쌓이면서 생기는 진행성 폐색에 의해 발생한다고 생각되었습니다. 플라크는 동맥 내강(혈관 내부)에 콜레스테롤이 쌓인 것으로 여겨졌습니다. 따라서 결국에는 심장의 특정 부위로 혈액 공급이 차단되고 그 부위에 산소 결핍이 초래되면서 첫 번째로 통증(협심증)을 일으키고 이후 심근 경색(심장 마비)까지 진행되는 것으로 생각되었습니다. 간단한 해결책은 혈관 성형술이나 스텐트로 협착(막힘)을 없애거나, 이것이 불가능할 경우 관상 동맥 우회술로 해당 부위를 우회하는 것이었습니다. 간단한 문제에 간단한 해결책이었습니다. 하지만 이 이론에 문제가 생기기 시작했습니다. 2003년 메이요 클리닉Mayo Clinic[26]에서 발표한 우회술, 스텐트, 그리고 혈관 성형술의 효과에 대한 주요 보고서는 다음과 같은 결론을 내렸습니다.

1. 우회술은 증상(흉통)을 완화시킨다.
2. 우회술은 다가올 미래의 심장 마비를 예방하지 못한다.
3. 오직 치명적 생명의 위협에 처한 고위험 환자만이 우회술의 혜택을 받게 해야 한다.(즉, 생존 가능성의 향상)

　　다시 말하자면, 동맥 폐색 치료의 절대 표준, 즉 수술은 기껏해야 단지 최소한의 유용성만 지니고 있다는 것입니다.

　　왜냐하면 혈관의 90% 이상을 막는 크고 안정적으로 자리

잡은 폐색은 거의 100% 모든 경우 측부 혈관에 의해 완전히 보완되기 때문입니다.[27] 사실 심장이 네 개의 주요 혈관에서만 혈액을 공급받는다는 생각은 맞지 않습니다. 출생 직후부터, 정상적인 심장은 측부 혈관이라고 하는 광범위한 소혈관 네트워크를 형성하여 주요 혈관 중 하나(또는 그 이상)의 흐름이 중단되었을 때 그 역할을 대신하게 됩니다. 측부 혈관에 의한 이러한 보완은 크너트 슈로카Knut Sroka 박사가 제작해서 자신의 웹 사이트 www.heartattacknew.com에 게재한 비디오('심장 카테터 필름')에서 명확하게 확인할 수 있습니다.

슈로카 박사가 자신의 비디오 영상에서 지적한 바와 같이, 관상 동맥 조영술은 측부 순환을 제대로 보여 주지 못할 뿐 아니라 고압으로 무거운 염료를 주입하여 관상 동맥에 경련을 일으키므로, 혈관의 협착 정도와 심장의 혈류량을 평가하기에는 매우 부정확한 도구입니다. 그리고 대부분의 우회술, 스텐트, 그리고 혈관 성형술은 하나 이상의 관상 동맥에서 90% 이상의 폐색 증상을 보이는 환자들에 한해 최소한으로 수행됩니다. 그러나 이러한 동맥들은 거의 언제나 안전이 담보되어 있습니다. 신체가 이미 자체 우회를 수행하기 때문에 수술이 혈류를 회복시키지는 않습니다. 자문해 보십시요. 만약에 동맥의 90% 이상이 막혀 있고 어떠한 측부 순환도 없다는 것이 사실이라면 그 사람은 어떻게 아직도 살아 있을 수 있을까요? 협착이 93%에서 98%로 증가할 때 심장 마비를 일으키게 될 것이라는 말이 타당한가요? 그럼에도 이렇게 협착을 제거하는 것이 대부분의 수술에서 성취하고자 하는 최종 목표가 되었습니다. 슈로카의 비디오 영상을 보면 협착 제거가 실제 혈류의 양에는 어떤 영향도 미치지 못함을 알 수 있습니다. 거듭되는 연구를 통해 이러한 수술이 환자에게 어떤 의미 있는 이점도 제공하지 못한다는 사실이 밝혀진 것도 그리 놀라운 일은 아닙니다.

한 예를 들자면, 내가 참석하고 발표도 했던 북부 캘리포니아의 한 학회에서 한 심장 전문의는 앨라배마 외곽에서 레지던트로 있으면서 자신도 함께한 한 실험에 대해 보고를 하였습니다. 이 실험에서, 흉통을 호소하는 남성들에게 폐색을 감지하기 위해 관상 동맥에 염료를 주입하는 혈관 조영술을 실시했다고 했습니다. 단일 동맥이 막힌 사람들에게는 별도의 치료가 진행되지 않았습니다. 그리고 연구자들은 만약 심장 마비가 발생할 경우 심장의 어느 부분이 후속적으로 심장 마비를 일으키게 될지를 예측했습니다. 물론 모든 연구자는 막힌 관상 동맥을 통해 혈액이 공급되는 심장 부위에서 심장 마비가 일어날 것이라고 예측했습니다. 그 남성들 중 많은 사람이 실제 심장 마비를 일으켰습니다. 하지만 원래 막혔던 동맥을 통해 혈액이 공급되는 심장 부위에서 심장 마비를 일으킨 사람은 전체의 10%도 되지 않는다는 사실이 연구자들을 놀라게 만들었습니다.

이러한 이유로 안정 플라크stable-plaque 모델은 심근 경색의 병인에 대해 다른 모델을 지지하는 전통 심장학으로부터 배제되고 있습니다. 그 다른 모델 역시, 밝혀진 바와 같이, 거의 동일하게 설득력이 부족합니다.

◇ ◈ ◇

이제 우리 중 대부분은 오랫동안 심장학에서 중점을 두고 있는 것들, 즉 지속적인 플라크 석회화 진행, 지난 수년 간 혈관을 우회하고 스텐트를 삽입한 것, 동맥을 CT 스캔 하는 것, 동맥 내 콜레스테롤 축적에 대해 이야기한 것, 주로 오니시Ornish 프로그램과 같은 낮은 지방과 높은 탄수화물을 중심으로 하는 채식주의 식단에 중점을 둔 것 등 이 모든 것이 심장 마비의 병인학 측면에서 실제 그렇게 중요하지 않다는 것에 동의하실 것입니다.

그러나 기존의 의학적 사고는 여전히 동맥에 초점을 맞추고 있습니다. 불안정하고 부서지기 쉬운 플라크를 한번 살펴보겠습니다. 이 은밀한 친구는 실제로 큰 장애물 덩어리를 만들지 않습니다. 오히려 부드럽고 '거품 같은' 이 플라크가 특정 상황에서(우리는 어느 상황인지 모릅니다) 급속히 발달하여 관련 동맥을 갑자기 폐쇄하며 하류 산소 결핍을 야기하고 협심증과 허혈(혈액 공급 제한)을 순차적으로 발생시킨다는 것입니다. 이 부드러운 플라크는 염증성 '축적'과 LDL의 조합으로 여겨지는데 이 두 가지는 스타틴 약물이 표적으로 삼는 것입니다. 이렇게 생각하자면, 이러한 유형의 플라크는 모든 사람의 동맥에 쌓일 수 있고 또 모든 사람은 심장 마비를 예방하기 위해 스타틴 약물을 복용해야 할 것입니다.(일부 사람은 심지어 도시 상수도에 치료를 위한 일정량의 스타틴 투여를 옹호하기도 합니다)[28] 혈관 조영술 연구는 이러한 불안정 플라크의 발달을 보여 주면서 플라크가 대부분 심장 마비의 진정한 원인이라는 것에 대한 증거로 사용합니다.

심장 마비를 겪을 때 종종 심혈관 내에 혈전(급성 혈전증)이 형성되는 경우가 많습니다. 하지만 이것은 심장 마비의 결과이지 원인이 아닙니다. 실제로 이런 일이 얼마나 자주 발생할까요?

우선 오해의 소지가 있고 다수의 인위적 결과를 생성하는 혈관 조영술과 달리 병리학 연구는 실제 무슨 일이 발생했는가를 밝히는 유일하고 정확한 방법입니다. 고압에서 중금속 염료를 동맥에 넣을 때마다(혈관 조영술) 동맥은 경련으로 반응합니다. 따라서 내부 단면의 50%가 플라크로 막힌 동맥이 있다고 상상해 보십시오. 그리고 무거운 염료를 동맥 안으로 밀어 넣으면 동맥의 근육벽이 경련을 일으키게 됩니다. 갑자기 내부 공간이 더 좁아집니다. 하지만 플라크의 양은 변하지 않아 마치 플라크가 동맥의 70% 이상을 막고 있는 것처럼 보입니다. 이것은 검사 자체가 가진 경련 유발 성향에 기인한 '인위적인 결과'이며 이러한 이유로 협착 또는 폐색의 비율이 상승하는 데 크게 기여하게 됩니다.

심장 마비로 사망한 사람들에 대한 주요 병리학 연구가 수행된 건 1970년대입니다. 그 연구는 심장 마비를 일으키기에 충분한 협착이 오직 20%의 사례에서만 발견되었다는 결론을 내렸습니다.[29] 그리고 심장 마비로 사망한 환자를 부검해 조사하는 역대 가장 큰 규모의 연구를 진행했는데, 그 결과가 2004년에 발표되었습니다. 여기서 조르지오 바롤디Giorgio Baroldi와 말콤 실버Malcolm D. Silver는 41%의 사례에서 심장 마비를 일으킬 만큼 충분한 협착을 발견했습니다. 그들은 또한 괴사 부위가 클수록 협착이 더 자주 나타났고 심장 마비와 사망 사이의 시간이 길수록 협착 비율이 더 높다는 것을 발견했습니다.[30] 이 두 가지 발견은, 일부 후속 연구자들에 의해 매우 심각한 심장 마비의 경우 또는 사건 이후 환자가 비교적 오래 생존한 경우에만 초점을 맞춤으로써, 협착률을 인위적으로 부풀리는 용도로 사용되었습니다.

심장 마비의 원인을 관상 동맥에서 찾는 패러다임을 의심할 만한 또 다른 이유가 있습니다. 이 패러다임에 따르면 막힌 동맥은 혈액 공급을 차단하여 허혈을 일으키고, 따라서 조직에 산소 공급이 차단됩니다. 그러나 심장 마비가 일어나는 동안 심근 세포의 산소(pO2)를 주의 깊게 측정해 보면 심장 마비가 진행하는 동안에는 어떠한 산소 부족도 보이지 않습니다.[31] 산소 수준은 전체 사건 동안 전혀 변하지 않습니다.(진행 중인 심장 마비에 실제 어떤 변화가 일어나는지에 대한 지금까지의 연구를 바탕으로 7장에서 이 개념을 다시 이야기하겠습니다) 만약 관상 동맥이 막혀 심근 세포로 가는 산소 공급이 차단되는 기전이라도, 실제 심장으로 가는 산소 공급에 변동이 없다면 심장 조직의 괴사는 정확히 어떻게 발생하게 되는 것인가요?

심장 마비와 관련된 혈전증은 실제적인 현상이지만, 어떠한 병리학적 연구에서도 사망자의 50% 이상에서 혈전증은 발견되지 않았습니다. 따라서 다음과 같은 의문이 생깁니다. 나머지 50%는 왜 심장 마비를 일으켰을까? 더군다나 병리학적 연구를 통해 상당한 정도의 혈전이 종종 마비가 일어난 이후에 발달한다는 사실도 분명해졌습니다. 이것은 애초에 심장 마비를 일으킨 것이 무엇이었는가에 대한 의문으로 다시 이어집니다. 혈전증이 심장 마비와 연관이 있다는 사실은 해당 심장 부위에 적절한 측부 순환을 가지고 있지 않은 환자의 혈류를 회복하기 위해 심장 마비 직후의 응급 조치가 왜 도움이 될 수 있는지를 잘 설명하고 있습니다.(기억하세요. 우회술과 스텐트 시술로부터 혜택을 받는 유일한 환자는 가장 위독한 급성 환자입니다) 그렇다면 심장 마비에 대한 관상 동맥 병인病因 패러다임이 이렇듯 일관성이 없고 결함도 많을 뿐 아니라 심장 마비의 원인에 대한 불완전하고 설득력 없는 설명을 제공하고 있다면, 이제 다음과 같은 질문만 남게 됩니다. 그럼 무엇이 정말 심장 마비를 **일으키나요**?

7
chapter

심장 질환을 일으키는 진짜 병인

심근 경색의 원인에 대한 정확한 이론을 정립하기 위해서는 심장 질환 및 심장 마비와 가장 관련이 높은 위험 인자를 설명해야 합니다. 여기에는 남성, 당뇨병, 흡연, 만성 심리적/정서적 스트레스 등이 포함됩니다. 주목할 점은 이러한 위험 인자들 가운데 그 어느 것도 관상 동맥의 병리와 직접적으로 연관성을 가지고 있지 않다는 것입니다. 당뇨병과 흡연은 큰 혈관이 아니라 모세 혈관 질병을 유발하며, 스트레스는 우리가 알고 있는 한 관상 동맥에 직접적인 영향을 미치지 않습니다. 또한 지난 50년 동안 현대 심장학의 4가지 주요 의약품(베타 차단제, 질산염, 아스피린, 스타틴 약물) 모두는 심장 질환자들에게 일정 부분 도움을 제공하기는 했지만 동시에 심각한 결함도 보여 주었습니다. 이 또한 심장 마비의 원인에 대해 이론적 측면에서 포괄적으로 설명되어야 합니다.

　심장 질환을 예방하고 치료하는 진정한 혁명은 자율 신경계와 관련이 있습니다. 우선 몇 가지 간략한(아주 단순화시킨) 배경을 검토해 보겠습니다. 우리는 두 개로 구분되는 신경계를 가지고 있습니다. 그중 중추 신경계는 근육, 신경과 같은 의식적인 기능을 제어합니다. 다른 하나인 자율(또는 무의식) 신경계는 내부 장기의 기능을 조절합니다.

　자율 신경계는 두 갈래로 나뉘는데, 건강할 때는 항상 균형을 잡고 있으면서 동시에 준비하고 있는 상태에 놓여 있습니다. 먼저 교감 신경계(또는 투쟁-도피 시스템)는 부신 수질을 중심으로 화학적 아드레날린을 사용하여 위험이 다가오고 있음을 몸에 알립니다. 이는 교감 신경계가 일련의 생화학적 반응을 활성화하기 때문에 가능하며 그 중심에는 우리가 문제 상황에서 벗어날 수 있도록 긴급 에너지로 사용할 포도당의 분해를 가속화하는 해당解糖 경로가 있습니다.

　반면 부교감 신경은 부신 피질을 중심으로 신경 전달 물질인 아세틸콜린, 일산화질소 및 고리형 구아노신 일인산을 화학적 매개체로 사용하며 자율 신경계의 휴식-소화 부분을 담당합니다. 심장에 분포된 부교감 신경 사슬의 특정 신경을 미주 신경이라고 합니다. 미주 신경은 심장 활동을 느리게 하고 이완시키는 반면 교감 신경은 심장 활동을 촉진시키고 수축시킵니다. 대부분 심장 질환의 원인은 이 두 가지의 불균형입니다.

　자율 신경계의 이 두 갈래를 실시간으로 정확하게 묘사할 수 있는 심박 변이도(HRV) 모니터링을 사용한 4건의 연구에서 허혈성 심장 질환을 가진 환자들은 평균적으로 부교감 활동이

3분의 1 이상 감소한다는 것을 보여 주었습니다.[32] 일반적으로 심근 경색이 심할수록 부교감 신경의 활동은 더 낮아집니다.[33]

더욱이 허혈성의 경우 대략 80%는 흡연, 정서적 스트레스, 비활동성, 잘못된 식단, 고혈압 또는 종종 이들의 조합에 의해 야기될 수 있는 부교감 신경 활동의 만성적 감소가 선행하며, 그리고 이후 급성 외상성 사건이나 격렬한 신체 활동과 같은 현저하고 때론 급격한 교감 신경 활동의 증가가 뒤따릅니다.[34] 정상적인 부교감 신경 활동을 하다가 교감 신경 활동(신체 활동 또는 종종 감정적 쇼크)이 갑자기 증가하는 사람들은 심장 경색을 겪지 않습니다. 다시 말해, 부교감 신경 활동의 선행적 감소가 없다면 교감 신경계의 활성화가 심근 경색으로 이어지지 않습니다.[35] 인간은 때론 과도하게 교감 신경이 활동하는 시기를 경험하기도 하고, 그리고 충분히 이를 경험할 수 있는 능력도 가지고 있습니다. 그것이 정상적인 삶입니다. 우리의 건강을 위협하는 것은, 부교감 신경 혹은 생명을 회복시키는 활동이 꾸준히 감소하고 있다는 것입니다.

여성은 남성보다 미주 신경 활동이 더 강한 것으로 나타나는데 아마도 이를 통해 심근 경색 발병률에 있어 남녀 간의 차이를 설명할 수 있을 것 같습니다.[36] 고혈압, 흡연, 당뇨병 및 신체적, 정서적 스트레스는 모두 미주 신경 활동의 감소를 일으킵니다.[37] 다시 말해, 모든 주요 위험 인자들은 심장의 재생 신경계 활동을 하향 조절하는 것으로 나타났습니다.

반면 심장학에서 사용되는 주요 약물인 질산염은 아산화 질소 생성을 자극하여 부교감 신경계를 상향 조절합니다. 아스피린과 스타틴 약물 역시 부교감 신경계의 두 가지 주요 매개체인

산화질소와 아세틸콜린의 생성을 촉진합니다. 하지만 이 물질들의 생성이 반동 감소하면 부교감 신경 활동은 더욱 감소합니다. 마지막으로 베타 차단제(심장 부정맥을 관리하고 이차 심장 마비를 예방하는 데 사용)는 교감 신경계의 활동을 차단하기 때문에 베타 차단제라고 합니다. 다시 말해서 이러한 의학적 개입들은 모두 자율 신경계의 균형을 유지하는 데 도움이 됩니다. 그러나 위험 인자들과 마찬가지로 플라크와 협착 발달에 미치는 영향과는 큰 관련이 없습니다.

그렇다면 심장 마비로 이어지는 일련의 사건들은 무엇인가요?

대부분의 경우 건강 이상은 부교감 신경계의 긴장 활성 감소로 인해 진행됩니다. 그런 다음 교감 신경계의 활동이 증가하는데 이는 대개 신체적 또는 정서적 스트레스 요인에 의한 것입니다. 이러한 상황은 아드레날린 생성을 증가시키고 심근 세포가 호기성 해당 작용을 통해 포도당을 분해하도록 유도합니다.(세포 내 산소를 측정하였을 때 혈류에는 그 어떤 변화도 없었다는 점을 기억하세요) 이로 인해 심장의 신진대사는 심장이 가장 선호하고 또한 가장 효율적인 연료원인 케톤과 지방산으로부터 멀어지게 됩니다. 이것은 왜 심장 환자들이 종종 사건을 겪기 전 피곤함을 느끼는지 그리고 왜 지방이 풍부하고 포도당이 적은 식단이 심장 건강에 중요한 지를 설명합니다.

교감 신경의 증가와 그에 따른 해당 작용의 결과로 심근 세포에서의 젖산 생산이 극적으로 증가합니다. 이 상황은 심근 경색의 경우 거의 100% 발생하며 여기에는 어떤 관상 동맥 기전도 필요치 않습니다.[38] 젖산의 증가는 국소 산증을 초래하여 칼슘이 세포 안으로 들어갈 수 없게 하고 세포가 제대로 수축할 수 없게 만듭니다.[39] 이러한 수축 불능은 심장 벽의 국소 부종, 운동 저하 또는 근육 기능 감소(심초음파 및 핵 탈륨 스트레스 테스트에서 볼 수 있는 허혈성 질환의 특징)를 유발합니다. 이때 세포에 젖산이 축적되어 결국 조직 괴사를 일으킵니다. 이것이 우리가 심장 마비라고 부르는 것입니다.

국소 조직 부종은 또한 심장의 해당 부위에 포함된 동맥의 혈류 역학을 변화시켜 불안정 플라크를 파열시키는 압력을 유발하며, 이는 동맥을 추가로 차단하고 해당 영역의 혈류 역학을 더욱 악화시킵니다. 이 설명은 왜 플라크가 파열되는지, 심근 경색 과정에서 플라크의 역할은 무엇인지, 그리고 플라크를 언제 어떻게 다루어야 하는지(즉, 가장 위중하고 급성인 경우에만)에 답할 수 있는 유일한 설명이 됩니다. 이것이 심장 질환과 관련된 관찰 가능한 모든 현상에 대한 유일한 설명입니다.

따라서 심장 마비를 예방하고 싶다면, 우리는 부교감 신경 활동을 보호해야 하고, 그 활동을 지원하는 약을 사용하고, 그리고 심장에 필요한 영양을 공급해야만 합니다. 부교감 신경계에 영양을 공급한다는 것은 인간에게 적합하지 않은 삶의 방식을 해체한다는 의미입니다. 나의 관점에서 이런 적합하지 않은 삶의 방식은 산업 문명입니다. 부교감 신경계에 영양을 공급하는 것으로 알려진 것에는 자연과의 접촉, 사랑하는 관계, 신뢰, 경제적 안정, 성관계 등이 있습니다. 어떤 의미에서는 완전히 새로운 세계라 할 수 있습니다.

부교감 신경계의 모든 측면을 지원하는 약은 와베인ouabain

또는 g-스트로판틴g-strophanthin으로 불리는 스트로판투스 Strophanthus 식물에서 유래하는 약입니다. g-스트로판틴은 부신 피질에서 콜레스테롤로부터 만들어지는 내인성 호르몬으로 (콜레스테롤 생성은 스타틴 약물에 의해 억제) 다른 약으로 대체할 수 없는 심장 건강에 절대적인 두 가지 역할을 합니다. 첫째, 부교감 신경계의 주요 신경 전달 물질인 아세틸콜린의 생성과 유리liberation를 자극합니다. 둘째, 결정적으로, 이 과정에서 만들어지는 주요 대사 독인 젖산을 심근 세포가 선호하는 주요 연료 중 하나인 피루브산염으로 전환시킵니다. 다시 말해 독을 영양소로 전환시킵니다. 아마도 이러한 '마법' 때문에 중의학 의사들은 신장(와베인이 만들어지는 부신)이 심장에 영양을 공급한다고 말하나 봅니다. 나는 수년간 진료에 와베인을 사용하였고 그것을 복용하는 동안 심장 마비를 겪은 환자는 한 명도 없었습니다. 와베인은 그야말로 심장에게 선물인 것입니다.

또한 심장 질환에 대한 이러한 이해는 심장 건강에 좋은, 건강한 지방과 지용성 영양소가 풍부한 식단, 그리고 (실질적으로 산업 문명의 특징인) 가공 탄수화물과 당분이 낮은 식단으로 우리를 이끕니다.

심장 질환이 산업 문명의 질병이라면 왜 미국은 세계에서 심장 질환 발병률이 가장 높지 않은지, 또는 왜 미국 내에서 남부 주들이 (일반적으로 말해) 더 급격히 발전하는 북동부 주들보다 심장 질환 발병률이 더 높은지 의문을 가질 수 있습니다. 그 답은, 현 시점에서는 미국인의 생활 방식에만 국한되는 것이 아니라 전 세계가 산업 문명과 그 결과의 영향에 종속되었다는 것입니다. 가장 많은 스트레스를 받고, 유독 물질에 가장 많이 노출되고, 최악의 음식을 먹고, 건강한 생활 방식을 위한 기회와 자원이 가장 부족한 사람들은 바로 가장 가난한 국가들과 부유한 국가들 내의 가난한 사람들입니다.

◇ ◈ ◇

대부분의 환자가 심장 마비의 병인에 있어 결정적이지만 대체로 무시되어 온 자율 신경계의 역할을 이해하고 인정할 수는 있지만 동맥 경화가 어떠한 역할을 하는지, 만약 그렇다면 관상 동맥 플라크의 발생을 바로잡거나 예방하는 자연 접근법이 있는지 궁금하다고 합니다. 관상 동맥 경화는 심장의 대사 기능 장애의 결과로 막힌 동맥을 측부 순환이 적절하게 보완하지 못한다면 치명적인 결과를 낳을 수 있습니다. 하지만 측부 순환이 일반적으로 막힘을 보완한다고 해도 그것이 플라크가 축적되는 것이 바람직한 전개임을 의미하지는 않습니다. 동맥 경화는 혈관을 경직시키고 좁게 만들어 혈류가 원활하지 못하게 합니다. 이 경우에도 왜 이런 일이 발생하는지, 어떻게 예방할 수 있는지, 그리고 발생하는 경우 어떻게 해결할 수 있는지를 이해하는 것이 중요합니다.

친수성 관에서 물이 흐르는 방식과 혈관에서 혈액이 흐르는 방식을 다시 생각해 본다면 시스템 내에 어떤 보호 요소가 내장되어 있다는 것을 기억할 수 있을 것입니다. 배타 구역 또는 구조화된 층은 혈관 안쪽을 둘러싸고 있는 두껍고 점성이 있는 음전하를 띤 층입니다. 제럴드 폴락은 그 구역이 모든 용해된 물질(용질)을 배제하고 다른 모든 음전하를 띤 입자를 밀어내는 고유의 경향성 때문에 이를 배타 구역이라 부르기로 했습니다.

이 배타 층은 그 아래에 있는 혈관 벽에 손상을 입힐 수 있는 부식성 물질로부터 혈관 벽을 보호하는 역할을 합니다.

만약, 특히 혈관 내 스트레스가 높은 부위의 배타 구역 물이 적정 수준 이하로 층을 이룬다면 이는 혈관 악화를 초래하는데 이것은 병리학적으로 염증에 해당하게 됩니다. 이 염증이 억제되지 않고 계속된다면 신체는 자연스럽게 약해진 동맥을 경직시켜 혈류의 압력을 견딜 수 있도록 합니다. 이것은 칼슘으로 만든 일종의 석고 캐스트를 동맥 위에, 심지어 동맥 안에 넣는 방식으로 이루어집니다. 이것이 우리가 플라크라고 부르는 것입니다. 플라크는 약해진 동맥을 보호하기 위한 신체의 보완 작용입니다. 플라크를 줄이려면 배타 구역이 잘 형성되도록 도와야 하고, 염증을 줄이고 칼슘을 올바른 위치(뼈)로 보내야 합니다.

먼저 배타 구역의 형성을 돕기 위해 우리는 친수성 관을 지나는 물의 흐름을 증가시키고 배타 구역을 생성하는 에너지를 제공한다고 입증된 것들을 유용하게 활용해야 합니다. 폴락의 실험에 따르면 물을 구조화하는 가장 강력한 3가지 에너지원은 햇빛 에너지, 지구 전자기장, 그리고 다른 생명체에서 방출되는 적외선 에너지입니다. 특히 손바닥에서 나오는 에너지는 혈액과 물의 흐름을 자극하는 효과적인 방법입니다. 11장에서 구조화된 물, 특히 ORME 성분이 함유된 물의 섭취를 통해 체액의 구조화를 지원하는 것에 대해 좀 더 이야기할 것입니다. 미리 핵심적인 부분을 간단히 말하자면, 자연과의 정기적인 접촉, 태양과 달에 노출, 동물들과의 접촉, 그리고 다른 사람들과의 신체적 접촉이 우리의 건강에 매우 중요하다는 것입니다.

두 번째 단계는 신체와 혈관의 염증을 줄이는 것입니다. 점점 더 많은 심장 전문의가 상승된 C-반응성 단백질(염증의 척도)과 심장 질환 사이의 관계를 인식하고 있습니다. 일부 심장 전문의들은 C-반응성 단백질을 낮추기 위해 스타틴 약물을 권장하지만 더 안전하게 접근하면서 염증의 근본 원인을 해결하는 방법은 고인슐린 혈증 즉 혈중 인슐린 수치 상승에 잘 대처하는 것입니다. 고인슐린 혈증 또는 대사 증후군은 섭취하는 탄수화물의 양과 필요로 하는 탄수화물의 양 사이에 만성적인 불균형이 있을 때 발생합니다. 탄수화물이 너무 많으면 신체는 더 많은 인슐린을 생산하여 당뇨병 수준으로 혈당을 낮추게 됩니다. 이 인슐린 과잉은 결국 비만(인슐린은 지방을 저장하기 위한 호르몬 신호), 제2형 당뇨병(만성적으로 높은 인슐린 수치와 이러한 고인슐린에 대한 저항성으로 혈당이 상승하는 질병), 고혈압(신체가 체액을 유지하게 만들기 위해 인슐린이 순환을 과도하게 채우면서 고혈압이 생성), 그리고 염증으로 이어집니다. 관절에 염증이 생기면 관절염이 생기고 혈관에서는 동맥 경화증이 생깁니다. 독성 소염제를 사용하는 것보다 더 올바른 접근 방식은 어떤 심장 질환도 없이 오래 건강하게 사는 전통적인 사람들의 식단에 따라 식사를 재조정하는 것입니다. 그래서 식이 프로그램의 실례를 책 말미 부록 A에 실었습니다. 또한 샐리 팔론 Sally Fallon의 전통 식이 요법에 관한 책인 『영양이 풍부한 전통 Nourishing Traditions』도 곁에 두고 꾸준히 읽으면 좋을 것입니다.

동맥 경화를 예방하거나 또는 경우에 따라 이전 상태로 호전시키기 위한 그 다음 단계는 중요한 지용성 비타민 K2를 함유한 지방을 많이 섭취하는 것입니다. 『영양과 신체 퇴행』의 저자인 프라이스는 가공식품을 선호하게 되면서 전통 식단을 포기한 한 토착민의 건강 악화를 연대순으로 기록했습니다. 그리고 자신이 '활성제Activator X'라고 이름 붙인 영양소의 중요성을 처음으로 발견했습니다. 그는 이 영양소가 치아와 뼈의 적절한 무기질화에 결정적인 역할을 한다고 주장했고 또한 빠르게 자라는 녹색 풀을 먹고 자란 소의 지방(크림)에 가장 풍부하다는 것을 발견했습니다. 그는 이 크림을 원심 분리해 버터 오일이라고 하는 제품을 생산하였고, 이 제품을 부식(우식)과 공동(충치)이 있는 치아의 성공적인 재광화를 포함해 많은 질병을 치료하는데 사용했습니다.[40] 최근의 연구는 비타민 K2로 알려진 '활성제 X'의 기능이 주로 연조직(예: 동맥)에서 석회화되는 것을 그것이 속한 뼈와 치아쪽으로 유도하는 것임을 보여 줍니다. 초지 버터 오일이나 (결정적인 비타민 K2가 훨씬 더 많이 들어 있는) 에뮤 오일을 사용하면 (나머지 음식도 좋은 식단으로 구성된 경우에 한해) 염증이 가라앉으면서 관상 동맥에 침착된 칼슘이 분해되고, 배타 구역이 재건됩니다. 그러면 플라크의 보호 코팅이 더 이상 필요하지 않게 될 수 있습니다.

협심증, 불안정형 협심증, 그리고 심근 경색의 예방과 치료(만약 존재한다면)를 위한 최종적인 중재 시술은 '증진된 체외 역박동술(EECP)'을 사용하는 것인데, 이는 80% 이상의 사람들이 관상 동맥 우회술이나 스텐트 삽입술을 피할수 있도록 도와주는 성공적인 기술입니다.[41] 너무나 성공적이기 때문에 EECP는 관상 동맥 순환이 주로 4개의 주요 관상 동맥에 의존한다는 전제에 이의를 제기합니다. EECP는 환자를 침대에 눕히고 부풀린 '풍선'으로 양쪽 다리와 골반 둘레를 감쌉니다. 이 장치는 풍선이 팽창하는 시기를 심전도(EKG)와 동기화하여 심장이 확장기(이완)에 있을 때 풍선이 다리와 골반을 압박하도록 합니다. 이것을 7주 동안, 주 5일 1시간 조금 넘게 반복합니다. 이 시간이 모두 끝나면 규칙적인 외부 압력으로 인해 가압된 정맥혈은 기본적으로 심장에 새로운 측부 순환을 생성합니다. 근본적으로 EECP는 외부적인 무독성 우회술로서 가슴을 절개하고 곧 다시 막히게 될 새로운 주요 혈관을 삽입하는 대신 자연이 하는 일, 즉 흐름을 이용하여 측부 순환을 생성합니다. 이 방법으로 환자들 대부분의 협심증 증상이 해소되고, 심장 마비는 발생하지 않으며, 혈관은 더 강하고 유연해집니다. 그리고 이 해결책은 3~7년 동안 지속되며 전 과정에 걸쳐 어떤 부작용도 일어나지 않습니다.[42]

8
chapter

한 걸음 더 나아가기

1990년대 중반, 40대 초반이었던 나는 삶에 중대한 변화가 일어나고 있다는 분명한 징후를 알아채기 시작했습니다. 비록 결혼생활은 끝났지만 뉴햄프셔의 작은 마을에 살면서 환자를 진료하고, 인지 의학을 공부하고, 자녀를 양육하는 것에 만족하며 일에 열중했습니다. 바로 그때 마치 지금껏 잘 돌아가던 것들이 더이상 제대로 작동하지 않는 것 같은 초조함을 느끼기 시작했습니다. 어디로 가고 싶은지 그리고 왜 가고 싶은지에 대한 구체적인 상도 없이 그저 여기저기 새롭게 살 곳을 찾기 시작했습니다.

특히 나는 인지학적 진료에 점차 흥미를 잃어가고 있었습니다. 환자들에게 내가 원하는 결과를 주지 못했을 뿐만 아니라 인지학 개념에서 자주 논의되는 용어에 점점 싫증이 나고 있었습니다. 예를 들어 순환을 논할 때, 인지 의학에서는 피를 흐르게 하는 것이 실제 일종의 정신적인 힘인 에테르체라고 이야기합니다. 정신적인 힘에 대해서는 괜찮았지만 나는 여전히 에테르의 힘이 어떻게 피를 움직이는지 알아야만 했습니다. 에테르의 힘이라는 말 그 자체는 더 이상 내가 받아들일 수 있는 대답이 되지 않았습니다.

불행하게도, 인생을 통해 너무나 자주 깨닫게 되었듯이, 인지 의학은 이러한 질문에 답하거나 심지어 조사할 수 있는 어떤 종류의 지침도 제공하지 않았습니다. 이러한 좌절과 환자들에 대한 미비한 성과는 인지 의학 체계는 물론 그 어떤 체계도 나에게 세상을 이해하는 렌즈로 작동하지 않을 것이라는 깨달음으로 이끌었습니다. 나는 내가 어떤 의학을 하고 싶은지, 내가 어떻게 삶을 바라보고, 참여하고, 이해하고자 하는지 스스로 알아내야 했습니다. 아무도 나에게 그 답을(적어도 내가 만족할 만한) 그저 주지 않을 것이라는 것이 분명해졌습니다.

문제는 내가 사람들을 치료하기 위해 인지학적 '원칙'을 통해 철저하게 인지 의학을 수행하면서 10년이라는 시간을 보냈고 또 그것이 나에게 매력적인 의술이었지만 환자들에게는 최적의 결과로 다가가지 못했다는 것입니다. 나는 왜 '그렇게 될 것'이라고 예상했던 만큼 인지학적 의술이 실제 잘 작동하지 않는 이유를 여전히 잘 알지 못합니다. 하지만 제 경험에서는 작동하지 않았고 그 결과 나는 더 이상 인지 의학을 일차적으로 치료에 적용할 수 없었습니다. 내가 익히 잘 알고 있는 것과 내 진료에 바탕이 될 수 있는 큰 그림을 통합하여 그려 낼 다른 방법을 찾아야 했습니다.

이 과정이 조금 당혹스러웠지만 동시에 '다음으로 무엇을 해야 하는가?'라는 중요한 질문을 던질 수 있는 기회가 되었습니다. 의학을 바라보는 새로운 관점, 삶의 가장 깊은 과정을 이해하는 새로운 방식, 새로운 삶의 장소, 내 삶 안에서 만나는 새로운 사람들 등에 대해 열려 있는 상황이 조금 두렵기는 했지만이 느낌은 대체로 나에게 친숙하기도 했습니다. 나는 이미 삶의 불확실성에서 편안함을 느꼈습니다. 이 불확실한 상황에서 느끼는 편안함 속에서 나는 내 인생의 여정 안으로 들어오는 가장 중요한 두 사람을 만날 수 있었습니다.

나는 10대 후반부터 약으로서의 음식, 음식의 생태학, 그리고 음식과 관련된 모든 것을 연구해 왔습니다. 수년에 걸쳐 〈히포크라테스 건강 연구소〉에서 지냈고, 보스턴의 미치오 쿠시Michio Kushi와 함께 매크로바이오틱스를 연구했습니다. 그리고 미국내 첫 번째 CSA의 초대 회원이었습니다. 나는 나 자신과 환자들에게 가능한 모든 식단을 시도해 보았습니다. 당시 오랫동안 웨스턴 프라이스의 저술에 매료되어 있었지만, 그가 연구했던 세상과 너무나 많이 바뀌어 버린 20세기 말에 그의 글에서 무엇을 그리고 어떻게 먹어야 할지 알아내는 것이 불가능하다는 것도 깨달았습니다. 그는 식단과 건강한 토양에서 자란 식재료의 중요성에 대해서는 분명했지만 그가 연구한 전통 식단을 반영하기위해 현대인이 무엇을 먹어야 하는지에 대해서는 구체적이지 않았습니다.

어느 날 샐리 팔론과 그녀가 최근 발표한 책인『영양이 풍부한 전통』에 대한 인터뷰 기사를 읽게 되었습니다. 인터뷰 기사를 다 읽었을 때 이 분을 한번 만나 봐야겠다는 생각에 한편으로는 마음이 들떴지만 또 한편으로는 음식을 연구하는 데 있어나 또한 그렇게 상당한 시간을 보냈는데 그럼에도 그녀가 확실히 나보다 더 많이 알고 있다는 사실에 슬쩍 기분이 언짢아지기는 했습니다. 나는 즉시 그녀에게 전화를 걸어 그녀가 알고 있는 것을 어떻게 알았는지 물었고, 뉴햄프셔에 있는 내 진료실에서 그녀의 첫 공개 세미나를 열게 해 달라고 요청했습니다. 그 세미나에서 우리는 음식, 의학, 그리고 운동에 관한 책을 공동 집필하기로 결정했습니다. 이후 그 책은 결국 『치유에 이르는 네 가지 길The fourfold Path to healing』이라는 제목으로 출간되었고, '공간 역학Spatial Dynamics'이라는 움직임 예술을 개발한 내 친구 자이멘 맥밀렌Jaimen McMillen도 공저자로 집필에 참가했습니다.

　그 이후 몇 년 동안 책 작업을 함께하면서, 나는 샐리가 〈웨스턴 프라이스 재단〉을 설립하는 것을 지원했습니다. 이 재단은 현재 전 세계적인 전통 식품 운동에 있어 중요한 목소리를 내고 있습니다. 샐리는 자신의 방대한 지식으로 미국의 자연식품 운동에 혁명을 일으켰습니다. 육수broth, 버터, 기버터ghee, 코코넛 오일, 발효 야채, 콤부차와 같은 식품을 널리 보급하는 데 크게 기여했습니다. 그리고 『영양이 풍부한 전통』과 〈웨스턴 프라이스〉 재단이 함께 발전시킨 사회 운동은 소규모 농장과 식품 사업의 복원에 큰 역할을 담당했습니다.

　나는 지난 15년 동안 샐리와 함께 일하면서 연례 '사중 Fourfold' 콘퍼런스를 진행했고, 『치유에 이르는 네 가지 길』에 이어서 『유아와 아동 육아 전통서The Nourishing Traditions Book of Baby and Childcare』를 집필했으며, 〈웨스턴 프라이스〉 재단의 '현명한 전통Wise Traditions' 콘퍼런스에서 매년 강의를 하면서 내 목소리로 내 생각을 표현하기 시작했습니다. 누군가 말하기를 인생은 다른 사람들과의 연결을 통해서만 펼쳐질 수 있다고 합니다. 나는 샐리 팔론과의 만남과, 그녀로부터 받은 지원을 통해 내가 원하는 삶을 펼치는 데 중요한 걸음을 내딛을 수 있었습니다.

◇ ◈ ◇

1998년 8월 11일 캘리포니아의 페어 옥스에서 나는 (전혀 평소답지 않게) 한 도넛 가게 안에 들어섰습니다. 나만의 길을 찾아야 한다는 생각이 더욱더 분명해져 가고 있던 나는 나에게 마지막이 될 인지학 행사에 참석하기 위해 페어 옥스에 갔습니다. 나는 모든 인지 의학 의사가 알아야 하는 것들 중 하나인 동화의 치유적 측면, 특히 그 이야기 뒤에 숨겨진 비의적 의미에 대해 강연해 달라는 초대를 받았습니다. 그러나 동시에 강연자로 초대받은 절친한 친구를 만나 시간을 보내기 위한 목적으로도 그곳에 참석했습니다. 그 친구가 마지막에 임박해서 참가를 취소했다는 사실을 나는 도착해서야 알게 되었습니다.

그날은 기온이 38℃가 넘는 더운 날이었고, 갑갑함과 좌절감에 몇몇 강연과 워크숍만 참석한 다음 집으로 돌아가기만을 기다렸습니다. 연극 공연이 있었는데 끝까지 앉아 있을 수가 없었습니다. 짜증도 나고 허기도 진 상태에서 일찍 자리를 떴고, 왠지 설명할 수는 없지만 집으로 돌아가는 길에 도넛 가게에 들렀습니다. 얼린 요거트 하나를 주문하고 줄 뒤를 돌아보았을 때 나는 그 사람을 보게 되었고 단번에 그녀가 나의 영혼의 짝이라는 것을 알아차렸습니다. 도대체 어떤 단어로 이런 순간을 표현할 수 있을까요? 그녀가 동의하지 않을 수도 있지만 적어도 내 입장에서는 여생 동안 이 여자와 함께하기 위해 내가 할 수 있는 모든 것을 할 것이라는 것도 곧바로 알았습니다.

그런 순간을 경험해 본 사람이라면 누구나 그 느낌을 단순히 말로는 담아낼 수 없다는 것과 실제는 그보다 훨씬 더 큰 무엇이라는 사실을 잘 알고 있을 것입니다. 이는 내 인생 전체를 통틀어 무언가를 생각하거나 또는 느끼는 것이 아니라, 내가 무언가를 알게 되는 것에, 또 정말로 안다는 것에 가장 가깝게 다가간 순간이었습니다. 내가 본 것을 묘사하는 것은 그 경험을 공정하게 대하는 방법이 아닙니다. 단지 그녀가 내가 본 가장 아름다운 여성이어서도 아닙니다.(물론 그러했지만) 마법의 미소 때문도 아닙니다.(물론 가지고는 있지만) 흔히 볼 수 없는 어떤 우아함과 부드러움을 가지고 있었기 때문도 아닙니다.(물론 이 역시 가지고는 있지만) 그것은 바로 내 인생의 다른 반쪽, 내 짝을 만났음을 처음으로 감지했다는 것입니다. 그것은 다른 누군가의 손을 잡고 헤아릴 수 없는 안도감과 함께 더 이상 혼자가 아니라는 것을 인정하는 것이었습니다.

5일 후 캘리포니아에서 뉴햄프셔로 돌아가는 길에, 나는 어떻게 우리가 함께할 수 있을지, 결혼할 수 있을지, 그리고 마침내 그녀의 사랑하는 고향인 샌프란시스코로 이사하는 방법을 찾을 수 있을지 등에 대한 세부 계획을 세웠습니다. 모든 것이 미친 짓이었지만 (그리고 물론 그녀도 스스로 선택하겠지만) 나는 이 일을 성사시킬 것이라는 것이 너무나 명확했습니다. 린다(그녀)의 말처럼 이는 마치 정말 선택의 여지없이 선택하는 것과 같았습니다. 우리가 함께 나아가는 것은 **기정 사실**이었습니다.

◇ ◈ ◇

이 모든 일이 내 인생에서 일어나고 있을 때, 나는 이제 다음 (나의 가슴이 오랜 내면의 친구를 잊지 말라고 상기시키곤 하던) 카누 여행을 가야 할 때가 되었음을 느꼈습니다.

처음 몇 년 동안은 어떻게 샌프란시스코에서 살 수 있을지를 궁리하면서 린다와 나는 뉴햄프셔에서 함께 살았습니다. 우리는 나무로 만든 아름다운 카누 한 척을 사서 뉴햄프셔 남부에 있는 작은 호수에서 카누를 타며 저녁을 보냈고 짧은 카누캠핑 여행을 몇 차례 다녀왔습니다. 그리고 때가 되면 우리는 샌프란시스코에 새 집을 마련하고 나는 새 의원을 시작할 계획을 하고 있었습니다. 그 시기는 새로운 것을 많이 탐험할 수 있는 흥미진진한 시간이었습니다. 여행 계획 안에는 북미에서 아직가 보지 못한 주요 카누 명소 가운데 하나인 미네소타 북부의 경계 수역 카누 지역 야생지Boundary Waters Canoe Area Wilderness 여행이 있었습니다. 도로나 다른 접근 방법이 거의 없는 광활한 여러 호수와 작은 섬들로 이루어진 이 야생 지역은 카누 캠핑을 하기에 보석 같은 곳입니다.

야생에서 일주일을 보내기 위한 여행을 계획하고 모든 준비를 마친 린다와 나는 비행기를 타고 미네소타주 엘리로 날아 갔습니다. 린다는 약간 불안해했지만 기꺼이 함께하기로 했습니다. 첫 날, 낮에는 아름답고 맑은 물과 장엄한 호수를 둘러싸고 있는 거대한 바위에 그려진 고대 그림들을 감상하고, 밤에는 칠흑 같은 하늘의 빛나는 별 아래 호숫가에서 캠핑을 즐겼습니다.

다음 날, 야영지을 찾는 데 너무 오랜 시간을 보낸 우리는 서둘러 캠프를 차렸습니다. 나는 땔감 장작을 패고 있었습니다. 갑자기 심장이 심실상 빈맥으로 급박하게 뛰기 시작했습니다. 지난 몇 년 동안 이 상황은 점점 더 잦아져 일주일에 두 번에서 열 번까지 발생하고 있었습니다. 때론 그렇게 무리하지 않는데도, 예를 들어, 많은 청중 앞에서 공개 강연을 하기 전 단지 조금 불안해하는 것만으로도 상황이 발생하기도 했습니다. 강바닥을 따라 흐르는 물처럼, 시간이 지나면서 물이 특정 수로를 따라 더 많이 내려갈수록 그 수로는 더 깊어지고 더 많은 홈이 파이게 됩니다. 그리고 물은 이 길을 따라 더 규칙적으로 이동하기가 쉬워집니다. 나는 그 리듬을 정상으로 되돌리는 데 점점 더 많은 어려움을 겪고 있었습니다. 상당한 스트레스나 힘든 작업을 동반하는 외출이 있을 시 베타 차단제를 가지고 다니기 시작했습니다.

린다 외에는 아무도 없는 야생 깊숙한 곳에서 나는 불안해졌습니다. 불안은 단지 상태를 악화시킬 뿐이기 때문에 불안해하는 것이 '실수'임을 알았지만 그래도 어쩔 수가 없었습니다. 나는 베타 차단제를 복용하고 심장을 규칙적인 리듬으로 되돌리기 위해 평소에 하던 모든 것을 했습니다. 누워서 무릎을 머리보다 위로 하고, 발살바법Valsalva maneuver을 행하고, 경동맥을 문지르고, 심호흡을 하는 등 심실상 빈맥을 완화시킨다고 알려진 모든 것을 시도했습니다. 그래도 멈추지 않았습니다. 스스로 통제할 수 없는 이런 상황은 이번이 처음이었습니다. 몸이 걱정이 되기도 했지만 어두워지기 전에 야영 준비를 마치지 못하게 될까 봐 고집스럽게 계속 작업을 이어간 것 또한 실수였습니다.

분당 200회의 맥박 속도로 한 시간을 보낸 뒤에야 나는 심장을 진정시키기 위해 숲 바닥에 누웠습니다. 모기 때문에 텐트 안으로 들어가 우선 침낭 위에 누웠고, 그리고 나서 린다의 무릎 위에 누워 뛰는 심장을 진정시키는 데 오롯이 집중했습니다. 어딘가 갇혀 있는 느낌 때문에 더 심해진 불안은 공포로 바뀌었고, 몸을 통제하기가 더 어려워져 점점 더 무서워졌습니다. 몇 시간이 흘렀습니다. 나는 가만히 누워 명상이 되었든 무엇이라도 하려 했지만 아무 소용이 없었습니다. 린다는 아메리카 원주민의 이야기와 시를 읽어 주었습니다. 여전히 아무런 효과가 없었습니다. 새벽 2시쯤 기침을 하기 시작했습니다. 숨이 차고 거품이 낀 가래를 뱉었습니다. 나는 그렇게 미네소타 북부의 한 외딴 섬에서 심부전을 겪고 있었습니다. 나는 몇 시간 안에 죽을 수도 있다고 생각했습니다.

이런 때가 닥친다면 어떤 느낌일지 또는 무슨 생각을 하게 될지 종종 궁금해했지만 어떤 깊은 통찰도 얻지 못했습니다. '숨 쉬고 싶다.'는 생각뿐이었습니다. 그런데 이때 결정해야 할 것이 하나 있었습니다. 심부전을 더 악화시킬 수도 있다는 것을 알면서도 리듬을 깨뜨릴 수 있는지 알아보기 위해 또 다시 베타 차단제를 복용해야 할까? 나는 다음 알약을 먹고 곧바로 린다의 품에서 잠이 들었습니다.

한 시간 후에 일어나 린다에게 속삭였습니다. "이젠 끝났어요." 그리고 그녀가 마치 어제 일처럼 이렇게 말하는 것을 들을 수 있었습니다. "움직이지 마세요." 나는 날이 밝을 때까지 내내 졸았고, 호흡은 점차 회복되었습니다. 그러나 완전히 탈진한 상태였습니다.

◇ ◈ ◇

린다는 도움을 청하기 위해 노를 저어 보기로 결심했습니다. 그녀는 나만큼 노를 젓는 힘이 강하지 않고 또 혼자 노를 저어 본 적도 없지만 카누를 몰고 거센 물살을 이겨 내며 가장 가까운 섬으로 향했습니다. 그녀는 카누를 호숫가로 끌어올려 바위 틈 사이에 고정시킨 후 가파른 경사면을 기어올랐습니다. 오르면서도 몸이 뒤로 나자빠져 물속으로 떨어지지 않을까 두려웠습니다. 그 섬에서 그녀는 호숫가에 '주차된' 카누 한 척을 보았고 근처에서 아침 식사를 하고 있는 한 중년 부부를 발견했습니다. 평상시 모습과는 전혀 다르게 린다는 울음을 터뜨리고는 우리가 처한 상황을 그들에게 전했습니다.

고맙게도 이 분들은 그녀가 안정을 찾을 수 있도록 도와준 다음, 린다와 함께 카누를 타고 우리가 있던 섬으로 다시 데려다 주었고, 거기서 내가 처한 상태를 발견했습니다. 그들은 모터보트가 지나갈 수 있는 호수의 한 지점까지 세 시간 동안 노를 저었습니다. 그곳에서 그들은 지나가는 배가 멈춰 무전으로 구조를 요청할 수 있을 때까지 기다렸습니다. 이 부부는 우리가 있는 섬을 지도에서 정확히 가리켰고 소규모의 구조대가 수상 비행기로 도착했습니다. 구조대는 우리를 엘리까지 데려다 주었습니다.

그때 즈음, 내 심장 박동은 정상 리듬으로 돌아갔고 호흡도 좋아졌지만 나는 이전에는 경험해 보지 못한 방식으로 지쳐 있었습니다. 하지만 그 시점에서 괜찮을 거라는 걸 알았기에 나는 병원에 가는 것을 거부했습니다. 그러나 린다는 '지금은 자기가 결정을 내릴 것'이라고 확고히 주장했고 그렇게 우리는 병원을 향해 갔습니다.

엘리에 있는 응급실 의사는 내가 장시간에 걸친 빠른 심박수로 생긴 스트레스로 인해 가벼운 심장 마비가 온 것으로 잘못 생각했고 구급차로 나를 덜루스에 있는 지역 심장 병원으로 보냈습니다. 덜루스에서 만난 친절한 심장 전문의의 진료를 받으면서 나는 그 의사에게 최선의 조치는 개입 없이 내 상태를 관찰하는 것이라고 설득할 수 있었습니다. 나는 규칙적으로 베타 차단제를 복용했고, 전기 생리학자를 방문해서 추가 경로를 제거(레이저 조사)하여 다시는 같은 일이 발생하지 않도록 하라는 지시와 함께 다음 날 퇴원할 수 있었습니다. 치료에 대해 나 이외의 다른 의견을 듣게 된 린다는 용기를 얻게 되었고, SVT가 내 삶을 어떻게 방해하는지 알고 있었기에 '사랑'으로(나는 명백하게 환자가 되는 것에 완고한 태도를 취했기에, 여기에 '사랑'이라는 단어 말고도 '강요' 또는 '회유'라는 단어를 써도 무방할 것 같습니다) 나를 설득했습니다. 나는 몇 달 후 (심장내 추가 전기 경로) 제거 수술을 받았습니다. 그 후 10년 동안 나는 그 증상을 겪지 않았습니다.

경계 수역으로의 여행은 결국 나를 겸손하게 그리고 의미 있는 경험을 하도록 만들었고, 나에게 엄청난 자기 탐구의 자극을 제공하였습니다. 그 여행은 의학 기술에 대한 때론 지나치게 강경한 나의 입장을 누그러뜨리게 만들었습니다. 그리고 심장에 대한 나의 이해를 그 다음 단계로 이끌었습니다. 심장에서 실제 무슨 일이 일어나는지, 그리고 심장이 왜 병들게 되는지를 조사하게 된 것도 그 제거 수술 덕분이었습니다. 아주 묘하게도, 이러한 여정은 물로, 그리고 물의 움직임으로, 그리고 심장의 건강을 유지하는 데 있어 사랑과의 연관성으로 이어졌습니다. 지난 마지막 카누 여행과 다르지 않았습니다.

9
chapter

후유증 없는 심장 치료

지금까지 약 12년 동안 나는 협심증, 불안정형 협심증, 그리고 심근 경색을 앓고 있는 환자들에게 새로운 방식의 처방을 해 왔습니다. 질환이 있는 분도 있지만 건강한 분도 나를 찾아옵니다. 일부는 심장 질환을 앓은 가족력 때문에 나를 찾아와 예방법을 묻습니다. 다른 사람들은 너무 무리해서 또는 그렇지 않더라도 가슴 통증이 시작되어 찾아옵니다. 그리고 또 다른 사람들은 자신이 '고 콜레스테롤'을 가지고 있어서 평생 약물을 복용해야 한다는 원치 않는 말을 듣고 나를 찾아옵니다. 이들은 약물을 복용했지만 부작용을 견디기 힘들어서, 또는 단지 그런 처방이 자신들에게 맞지 않다고 느꼈기 때문입니다.

하지만 환자들 대부분은 심장 마비를 겪었거나 흔히 우회술을 받았거나 여러 개의 스텐트를 삽입한 후에 방문합니다. 이 환자들은 종종 수술 후 상태가 호전된 느낌을 가지게 되는데 그것은 놀라운 일은 아닙니다. 우회술과 스텐트가 증상을 완화시키기 때문입니다. 이 환자들은 다음 세 가지를 아주 잘 알고 있습니다. 하나는 심장 마비와 그들이 겪은 치료 과정 이후로 몸이 '예전 같지 않았다'는 것입니다. 종종 이러한 경험이 명확하지는 않습니다. 에너지가 전과 같지 않고, 활력이 떨어지고, 그냥 무언가 부족한 느낌입니다. 종종 나이 탓으로 돌리기도 하지만 그럼에도 그 느낌은 분명하고 이들을 불안하게 만듭니다.

두 번째 경험도 비슷하기는 하지만 심장 마비 또는 협심증을 겪은 이후 환자가 복용하는 약물의 부작용과 좀 더 관련이 있습니다. 스타틴 약물은 몸이 쇠약해진 느낌을 가지게 만들어 일상적인 활동을 할 수 없게 됩니다. 기억은 선명함이 떨어지고 예전에 없던 낯선 무기력 상태를 경험하게 됩니다. 또한 베타 차단제는 몸을 피로하게 만들고 종종 발기 부전과 낯설고 익숙하지 않은 우울증을 수반합니다. 보통 플라빅스Plavix와 아스피린과 같은 혈액 희석제는 잠재적으로 치명적일 수 있는 내부 출혈의 위험에 대해 환자들의 마음을 의기소침하고 불안하게 만듭니다. 이 환자들은 상식적이고 관련된 정보를 잘 알고 있는 사람들로서, 장기간에 걸쳐 여러 약을 혼합해서 사용하는 것에 대한 논쟁을 잘 알고 있습니다. 그래서 이들은 우리와 마찬가지로 다음과 같은 간단하면서도 직접적인 질문을 던집니다. "점진적으로 상태가 악화되는 것이 아니라 나를 더 강하고 건강하게 만들어 주는 방식으로 내 질환을 치료할 방법은 존재하지 않나요?" 다른 무엇보다 바로 이 질문이 사람들을 내 진료실 문 앞으로 이끌고 있습니다.

많은 환자에게 나는 의학에서 '모루 이론'을 믿는다고 말합니다. 예를 들어 당신은 두통이 별로 없는 편이라고 가정합시다. 그러던 어느 날 길을 걷다가 머리에 모루가 떨어집니다. 그 후 매일 두통이 있습니다. 두통은 모루 때문에 생겼을 확률이 높습니다.

일부 의사는 모루 이론을 믿지 않습니다. 공군의 항공 군의관이였던 한 동료는 매년 받는 건강 검진에서, 콜레스테롤 수치가 높고 비행을 계속 하려면 스타틴 약물인 리피토Lipitor를 복용해야 한다는 말을 들었습니다. 리피토를 복용한 지 몇 주 후, 그는 비행 중 한 차례의 기억 상실을 경험했습니다. 그는 의사에게 리피토 때문이냐고 물었지만 아니라는 답을 받았습니다. 의심스러웠던 동료는 약물을 중단했고 기억 상실을 다시 겪지 않았습니다. 1년 후, 계속 비행을 하기 위해 복용을 다시 시작한 후 그는 또 한 차례 기억 상실을 경험했습니다. 그의 주치의는 그것이 리피토 때문이 아니라고 다시 주장했습니다. 동료는 그 연관성을 직접 조사하기 시작했고, 스타틴 약물에 대한 다른 환자들의 이야기를 수집하기 위해 웹 사이트를 개설했습니다. 결국에는 『리피토: 기억 도둑Lipitor: Thief of Memory』이라는 책을 썼습니다. 이 책은 같은 증상을 겪은 수천 명이 되는 사람들의 이야기에서 영감을 받아 스타틴 약물이 어떻게 기억을 방해하는지 그 기전을 자세히 설명하고 있습니다. 스타틴 약물의 위험성 가운데 한 가지인 기억 상실을 지적하는 것 외에도 이 이야기의 요점은 많은 의사가 모루 이론을 믿지 않거나 믿는다고 해도 시간을 들여 환자에게 올바른 질문을 하지 않으며 심지어 환자의 이야기에 귀를 기울이지도 않는다는 것입니다. 이것은 의사로서 절대 저질러서는 안 되는 실수입니다.

그래서 심장 질환을 겪고 있거나 그것과 관련된 환자가 나를 찾아오면 나는 항상 "자, 당신에게 무슨 일이 일어났나요?"라는 질문으로 시작합니다. 또는 "최근 가장 건강했을 때와 여기 오시게 된 지금까지에 대해 말씀해 주세요." 즉, 환자의 이야기를 들려 달라고 말합니다. 이러한 접근 방식에 있어 가장 나의 관심을 끄는 것은 대개 환자들이 (특히 심장 질환을 겪는 환자들이) 단순히 모루 사건에 대해서만 이야기하지 않는다는 것입니다. 이들은 자기 심장의 질병이 자기 삶 안의 상실, 스트레스, 사랑, 그리고 도전과 같은 다른 것들과 연관되어 있다는 것을 직관적으로 느끼고 있습니다.

나는 환자들이 심장 질환과는 무관하다고 들었을지도 모르는 것까지 이야기에 포함하도록 권장합니다. 심장 질환은, 기존 의학에서 배웠던 것처럼, 단순히 관상 동맥에 있는 플라크만을 이야기하는 것이 아닙니다. 나는 환자의 삶에서 (삶의 웰빙 감각이라고 할 수 있는) 부교감 신경계의 억제를 초래한 사건을 찾고자 경청합니다. 그래서 이들의 이야기와 이들 삶 안에서 일어난 특정한 사건에 주목하면서 치료를 시작합니다. 이것은 그 자체로 종종 카타르시스가 되기도 하고 병든 심장을 치료하기 위한 첫걸음이 됩니다.

환자가 자신의 이야기를 할 때, 나는 어떤 사건이 이들의 심장 질환을 '유발'했는지에 대해 조언을 하거나 감히 의견을 제시하지 않습니다. 한 사람의 삶에서 진행되고 있는 내면의 과정을 너무 존중하기에 이런 식으로 개입할 수는 없습니다. 환자들의 이야기는 그야말로 한 사람이 살아온 삶을 **말하는** 것이고, 하나의 이야기로 우리에게 **다시** 전해지는 것입니다. 그래서 어떤 방식으로든 평가되거나 수정되어서는 안 됩니다. 이 과정이 잘 진행된다면, 즉 공감 안에서 자신의 목소리가 상대에게 잘 전해지는 **것을** 느낀다면 아마도 많은 사람의 경험이 회복에 이르는 가장 치유적인 발걸음이 될 것입니다. 현 문화에서 환자 이야기를 깊이 경청하는 것을 시작으로 의술을 실천한다는 것은 가히 혁명적인 방법이라 할 수 있습니다. 시작점은 항상 이것입니다. 희망하건데, 환자도 자신의 이야기를 하면서 자신의 모루를 찾고 이러한 뜻밖의 발견을 통해 삶에 약간의 변화를 주기 시작할 수 있기를 바랍니다.

이어서 다음과 같은 질문으로 이어집니다. 어떤 음식을 먹는가요? 잠은 언제, 어떻게 자는가요? 하루의 대부분을 어떻게 보내시나요? 몸은 어떻게 움직이시나요? 대부분의 시간을 앉아 있는지? 누구와 시간을 보내는지? 가족 관계와 자신의 삶을 구성하는 세세한 다른 모든 것은 **또** 어떤가요?

이 질문들에 대한 환자의 대답에서 나는 심장의 소리를 듣습니다. 우리의 핵심적인 성격, 핵심적인 관점, 핵심적인 성향이 **우리의** 신체적 심장 안에 **놓여** 있다는 증거가 있습니다.(12장 참조) 나는 나와 함께 앉아 있는 사람의 심장을 이해하고자 하며, 또한 나는 그 사람 자신이 어떻게 살고 있는가에 대한 세세한 이야기를 그 사람이 직접 말하면서 들어 보기를 원합니다. 치료를 받으러 오기 전 아마 그의 식습관은 엉망이었을 수도 있고, 대부분의 시간을 움직이지 않고 보냈을 수도, 그리고 삶 속에서 자신의 병과 다른 것들에 대해 대개 (또는 미묘하게나마) 불안하고 우울해했을 수도 있습니다. 우리는 치료를 진행하면서 그의 심장이 어떻게 작동하는지 알고 이해하게 되면서 그 이야기와 세세한 부분들을 다시 살펴봅니다.

그런 다음에야 신체 통합성을 확인하기 위해 검진을 시작합니다. 혈압이 어떤지, 맥박수는 어떻고 맥박의 특성과 강도, 통합성은 어떤지, 맥박이 약하고 조심스러운지, 강하고 통통 튀는지, 또는 일정치 않고 갑자기 변하는지 등을 확인합니다. 이 과정은 환자가 요청하는 도움의 본질을 이해하는 데 도움이 됩니다. 나는 눈, 홍채, 그리고 혀를 봅니다. 붓고 습한 사람인가, 건조하고 더 여윈 유형인가? 나는 혀를 통해 이것을 확인할 수 있습니다.

심장과 폐를 청진할 때는 특히 두 가지로 뚜렷이 구분되는 심장 소리의 특성을 듣고자 합니다. 청진할 때 심장 소리를 뚜렷이 들을 수 있는 '부위'는 모두 다섯 곳입니다. 이들 각각의 부위는 두 심장 소리 중 하나를 강조하거나 약화시킵니다. 흉골 왼쪽의 위쪽 경계에서 시작하여 왼쪽 흉골 경계를 따라 내려가 심장의 정점까지, 우리는 두 소리의 다른 강도(세기)를 들을 수 있습니다. 건강한 사람의 경우 흉골의 왼쪽 하단 매우 가까운 부위에서 두 소리의 강도는 동일합니다. 이 동일한 강도는, 심장 가운데의 공간에서 위쪽(머리, 신경계)으로부터 오는 교감 신경계의 영향이 아래쪽(신진대사)으로부터의 부교감 신경계의 영향과 균형을 이루고 있음을 시사합니다. 사실 그래야 합니다.

우리는 이 균형을 이루게 하기 위해 노력하는 것입니다. 교감 신경계와 부교감 신경계의 힘은 심장의 왼쪽 아래 경계에서 강하게 만나게 됩니다. 이곳에서 들리는 심장의 두 소리는 강도 면에서 동일해야 합니다. 이곳에서 심장이 내는 '럽-덥lub-dub'

(옮긴이 일반적으로 심장 박동 소리를 묘사) 소리를 들을 수 있습니다. 왼쪽 흉골 경계 상단에서는 첫 번째(또는 신경계) 소리가 강조되는 '**럽-덥**LUB-dub' 소리가 들립니다. 정점 또는 유두선 바로 아래에서는 두 번째(또는 신진대사) 소리가 가장 크고 강렬하게 '럽-**덥**lub-DUB' 같은 소리로 들립니다.

균형 잡힌 자율 신경계에서 심장 소리는 왼쪽 흉골 경계 하단에서 강도가 같아야 합니다. 여기에서 그 균형이 맞지 않을 때 우리는 이를 통해 자율 신경계의 어느 부분이 더 우세한지를 파악해야 합니다. 심장 질환이 있는 대부분의 사람은 교감 신경계가 우세합니다. 심지어 심장의 정점에서까지 '**럽-덥**LUB-dub' 소리를 듣게 됩니다. 시간이 지남에 따라 치료를 통해 스스로 교정되기 시작하는지를 관찰합니다.

이 시점에서 복부를 살펴봅니다. 특히 부어오른 장기, 그중 특히 간 울혈이 있는지 확인해 봅니다. 만약 그렇다면 신진대사에 부담이 있고 병이 들었음을 암시합니다. 마지막으로 다리를 검사하여 정맥이 붓거나 울혈 징후가 있는지 찾습니다.(2장에서 설명한 대로 혈액 순환이 시작되는 곳) 그리고 부종이 존재하는지 또는 다리에 붓기가 있는지 확인합니다. 이는 혈액 순환이 원활하지 않다는 징후입니다. 이야기를 듣고 검사까지 모두 마친 다음에야 나는 환자의 삶과 신체 통합성, 그리고 이와 함께 자율 신경계가 얼마나 잘 균형을 이루고 있는지, 혈액 순환에 어떤 특징이 있는지 등에 대한 감을 잡게 됩니다.

그런 다음 본격적인 검사를 진행합니다. 일반적으로 말하자면 나는 웬만하면 검사를 최소화하려고 합니다. 심장에 문제가 있다는 것을 이미 알고 있거나 또는 의심되는 사람을 검진할 때 가장 눈여겨보는 검사는 헤모글로빈A1c(HgbA1c), 고감도 C반응 단백(hsCRP) 및 부하 심장 초음파(stress echo)입니다. 당화 혈색소를 지표로 하는 HgbA1c 검사는 대략 지난 마지막 8주 동안의 평균 혈당을 알려 주면서 혈당과 당뇨병 및 당뇨 전 단계 여부, 그리고 전반적인 대사 조절 등에 대한 가장 정확한 평가를 제공합니다. HgbA1c 검사 수치가 지속적으로 5.3 미만인 사람은 일반적으로 어떤 종류의 심장 질환에 대한 증거도 없습니다. 이 수치는 엄격한 혈당 조절, 낮은 인슐린 수치, 최소한의 또는 완전한 무염증, 그리고 (결정적으로) 어떤 작은 혈관(모세 혈관) 질환도 없음을 보여 줍니다. A1c가 높을수록 이러한 문제를 찾을 가능성이 높아집니다. 6.2 이상의 결과는 심각한 플라크, 심장의 대사 기능 장애, 자율 신경계 불균형, 그리고 작은 혈관 질환을 강력하게 시사합니다. 이 점은 식이 요법과 운동을 포함한 대사 회복 프로그램을 통해 해결될 수 있습니다.

고감도 C반응 단백은 일반적으로 A1c와 관련된 염증을 표시해 줍니다. 그 수치는 혈관 내의 염증에 대해 알려 주는데, 이상적인 값은 0.5 미만입니다. 3에 접근하거나 초과하면 대개 심각한 염증이 있습니다. 이 정도에 다다르면 플라크 발달과 작은 혈관 질환의 징후가 보이기 시작합니다. 이것 또한 처방된 식이 요법 및 운동 프로그램으로 해결될 수 있습니다.

마지막으로 부하 심장 초음파는 무리한 신체 활동으로 인한 스트레스 하에서 심장의 운동 능력을 평가합니다. 심장은 움직이고 유연해야 합니다. 심장 전문의들은 경직되고 유연하지 못한 심장 부위에 대해 동맥이 막힌 것으로 해석합니다. 이는 정상적인 근육 움직임을 만들어 내는 모든 대사 과정이 해당 심장 부위에서 손상되었음을 의미합니다. 큰 혈관(관상 동맥)과 작은 혈관(모세 혈관)을 통한 혈류는 심근 세포의 통합성과 연료 대사 및 노폐물 제거 능력에 영향을 미칩니다. 따라서 혈류는 심장 전체의 움직임에도 영향을 미치는데, 이 점을 부하 심장 초음파가 평가하는 것입니다. 심장이 건강하게 잘 움직일 수 있는 능력은, 염증이 있는지 여부와 자율 신경계가 균형을 잘 이루고 있는지 등과 같은 신진대사의 영향에 **일정 부분** 기인합니다. 심장의 움직임이 손상된 경우 우리는 치료를 통해 심장의 정상적인 움직임 패턴을 회복할 수 있는지 여부를 평가합니다.

일단 환자의 이야기를 듣고 간단한 신체 검진을 마치고 필요한 검사 결과들을 확인했다면 이제 치료 단계로 넘어갈 수 있습니다. 치료에는 그 사람의 이야기를 다시 만나는 것, 식단에 변화를 주는 것, 특정한 움직임을 소개하는 것, 약물 복용(특히 스트로판투스 추출물 또는 g−스트로판틴/와베인), 그리고 EECP 등이 포함됩니다.

나는 7장에서 이러한 치료 과정 중 일부를 자세히 설명했습니다. 여기에는 충분한 지방과 낮은 탄수화물로 구성된 『영양이 풍부한 전통』 형태의 식단을 포함하고 있는데, 이 식단은 심장 질환의 기저를 이루는A1c와 hsCRP의 수치 상승을 통해 나타나는 대사 결함을 치료하는 데 특히 효과적입니다. 움직임의 경우, 기본적인 계획은 가능하다면 맨발로 하루 30분을 걷는 것입니다. 특히 바다 근처에 산다면 해변을 이렇게 걸으면 좋습니다. 또는 맨발로 걷는 것이 불가능할 경우에는 하루 30분 야외에서 아주 힘차게 걷습니다. 두 가지 모두 어렵다면 하루 30분씩 트레드밀(러닝머신) 위를 걷는 것도 차선이 될 수 있습니다.

맨발로 걷는 것, 즉 '접지(어싱)'의 이점은 물을 움직이게 하는 것과 같은 영향을 가져옵니다.(2장 참조) 우리 몸의 물(혈액)을 움직이게 하는 것은 건강한 순환의 중요한 구성 요소이며, 심장은 그 순환의 한 부분입니다. 혈류의 증가는 신진대사의 증가를 의미하며, 이는 근육으로서 심장의 건강한 회복을 의미합니다. 맨발로 힘차게 걷는 것은 혈류와 전반적인 순환을 개선하는 열쇠입니다.

심장을 포함한 근육 대사를 개선하고 새로운 작은 혈관들의 형성을 촉진하는 데 중요한 또 다른 운동 전략으로는, 예를 들어, 일주일에 한 번 하는 고강도 근력 운동인 켄 허친스Ken Hutchens의 슈퍼슬로우SuperSlow 프로그램이 있습니다. 하지만 비슷한 종류의 다른 고강도 훈련도 동일한 효과를 보일 것입니다. 이러한 유형의 훈련은 근육 성장과 이 근육 성장을 지원하는 새로운 혈관 형성을 촉진합니다. 사람들의 근력 훈련을 돕는 이러한 훈련은 능숙한 전문 트레이너의 지도 아래 가장 큰 효과를 발휘합니다.

투약 프로그램은 대체로 복잡하지 않고 단순합니다. g-스트로판틴은 하루 3mg씩 2~3회, 보통은 아침에 일어나서 한 번 그리고 저녁에 한 번 복용합니다. 스트로판투스는 추출물로도 복용 가능하며, 이 경우 식사 전 하루 세 번 5~20방울을 복용해야 합니다. 약물은 구강 점막을 통해 가장 잘 흡수되기 때문에 삼키기 전에 1분 동안 입안에 머금고 있어야 합니다.(캡슐을 열고 순수한 g-스트로판틴 분말을 입에 1분 동안 머금고 있을 수도 있습니다. 하지만 분말이 믿을 수 없을 정도로 써서 대부분 한 번 정도 이렇게 해 보고 더 이상은 시도하지 않습니다)

복용량은 약물에 대한 환자의 반응에 따라 높게 또는 낮게 조정합니다. 이 부분은 대단히 중요합니다. g-스트로판틴(또는 스트로판투스 추출물) 사용에 있어 경험 있는 의사와 함께하는 것이 최선인 이유이기도 합니다. 부작용은 거의 없지만 캡슐이든 액체 추출물이든 무엇을 사용하는지 여부에 관계없이 환자에게 맞는 최적의 복용량을 찾아야만 합니다. 우리가 찾고자 하는 효과는 증상이 호전되고 있다는 느낌입니다. 여기에는 더 안정적인 리듬, 더 적은 고통, 더 나아진 체력, 심리적 긴장의 완화, 더 나은 수면, 그리고 전반적으로 나아진 기능 등이 포함될 수 있습니다. 복용을 시작하고 몇 달 후 우리는 부하 심장 초음파 결과가 나아졌는지 확인합니다. 만약 개선되었다면 이는 심장의 전반적인 대사 기능이 향상되었음을 의미합니다. 일단 가장 효과적인 복용량을 찾게 된다면 나는 대체로 환자에게 이 복용량을 무기한으로, 종종 평생 동안 그대로 유지하도록 합니다.

g-스트로판틴은 아직 (어떻게 보느냐에 따라 그렇지 않을 수도 있지만) 구하기가 쉽지 않습니다. 오래 전 g-스트로판틴은 미국 내에서 캡슐 형태의 처방약으로 판매됐었지만 수십 년 전 미국에서 완전히 사라졌습니다. 하지만 독일과 유럽에서는 계속해서 처방전 없이 판매되었습니다. 현재까지 내가 아는 한 전 세계에서 순수한 g-스트로판틴 캡슐을 만드는 유일한 공급처는 처방전으로만 판매하는 독일의 한 조제 약국입니다. 추출물에 대해서도 내가 아는 유일한 공급처는 (활성 성분 g-스트로판틴이 포함된) 스트로판투스 종자로부터 추출물을 만드는 브라질의 한 회사입니다. 비록 안전한 약이기는 하지만 스트로판투스는 숙련된 의료인의 감독 아래 사용되는 것이 무엇보다 중요합

니다. 현재 적어도 유럽 시장에 새롭고, 개선되고, 안전하고, 합법적인 형태의 g-스트로판틴을 도입하기 위한 전 세계적인 프로젝트가 있지만, 이것은 몇 년, 어쩌면 수십 년이 걸릴 수도 있습니다.

내가 유일하게 사용하는 다른 일상적 약은 하루 6캡슐씩 섭취하는 에뮤 오일입니다. 에뮤 오일은 특정 지방과 다량의 비타민 K2를 통해 혈관을 부드럽게 하는 데 도움이 됩니다. 몇몇 경우에서는 관상 동맥에 쌓인 플라크가 약간 용해되는 것을 보았습니다.

마지막으로, 가능하다면 흉통을 줄이고, 기능적 능력을 향상시키며, 작은 혈관이나 측부 순환을 정상으로 회복시키기 위해 7주간 EECP 과정을 진행합니다. 일반적으로 이 7주간의 치료 과정은 협심증을 완화하고 환자의 기능 용량을 향상시키는 데 효과적입니다. 전반적으로 혈류가 개선되고, 심장 혈류는 더 강해지며, 체력이 크게 향상됩니다. EECP는 손상으로부터 심장을 보호하며 대개 5~7년 동안은 반복할 필요가 없습니다.

이것이 치료 프로그램의 기본 윤곽입니다. 우리는 환자의 특정한 필요와 증상에 따라 접근 방식을 수정합니다. 어떤 환자들은 간 울혈에 도움이 필요하고, 또 다른 환자들은 이완 방법에 더 많은 지침이 필요할 수 있습니다. 희망하건데 조만간 더 많은 의사가 환자의 대사 회복 전략에 능숙해지고 심장에 문제가 있는 사람들을 위한 진정한 치유에 참여하게 되기를 바랍니다. 이 프로그램은 시급히 필요한데 놓치고 있는 기술입니다.

그렇다면 이 모든 프로그램이 실제로 어떤 결과를 가져올까요? 내가 스트로판투스로 치료한 초기 환자들 중 한 명은 약 12년 전에 나를 처음 찾아왔습니다. 구 소련 제국의 시베리아 수용소에서 오랜 세월을 보낸 70대 중반으로 당뇨병을 가진 러시아 이민자였습니다. 그는 소련 붕괴 이후 석방되었고 남은 생을 보내기 위해 미국으로 건너와 살았습니다. 그가 첫 번째로 고통을 호소한 것은 심한 호흡 곤란과 조금만 무리해도 겪게 되는 흉통이었습니다. 그가 삶에서 느끼는 제일 큰 기쁨은 크로스 컨트리 스키였습니다. 하지만 처음 만났을 때 그는 심지어 우편함까지 걸어가는 데도 피로와 가슴 통증을 겪고 있었습니다.

당시 나의 주된 중재 방식은 식이 요법과 스트로디발(더 이상 구할 수 없는 g-스트로판틴의 한 형태)이었습니다. 이 식이 요법을 시작한 지 두 달 만에 당뇨병은 해결되었고, 그는 크로스 컨트리 스키를 다시 시작할 수 있게 되었습니다. 거의 다른 치료 없이 이렇게 7년간 지속되었고, 이제 80대에 이르러서야 조금 삶의 속도를 늦추기 시작했습니다. 그는 방문할 때마다 자유로움을 느끼고 싶다고, (그가 예전 겪은 일을 생각한다면 놀라운 일은 아닙니다) 그 느낌은 오직 스키를 탈 때만 가지게 된다고 말했습니다. 이제 그는 식단과 스트로판투스가 자신의 삶을 되돌려 주었다고 절실히 느꼈습니다.

◇ ◈ ◇

사람들은 단기적으로 또는 장기적으로 스트레스를 받게 되면 종종 빈맥(빠른 심박수), 부정맥(종종 박동을 건너 뛰는 것처럼 느껴짐), 불안, 또는 흉통과 같은 심장 증상을 경험하기 시작합니다. 이러한 증상 중 일부는 추가적인 심장 문제를 나타내거나 유발합니다. 향후 더 심각한 문제로 이어지지 않도록 이러한 생리적 스트레스 상태를 조기에 해결하는 것은 너무나 중요합니다.

교감 신경계가 지배적인 상태에서 찾아온 한 환자는 얼마 지나지 않아 다음과 같은 내용의 편지를 보냈습니다. "내 삶에서 와베인을 알게 해 주신 것에 대해 감사를 표하기 위해 선생님께 짧은 글을 남기고 싶었습니다. 나는 이미 내 삶과 건강에 너무나 많은 긍정적인 변화를 경험하고 있습니다. 일주일에 서너 번 겪던 악몽과 급격한 심장 박동을 와베인을 시작한 이후로 단 한 번 경험했습니다. 밤새 잠도 푹 잘 잡니다. 이전에는 소변을 보기 위해 한두 차례 깨곤 했거든요. 그리고 하루 종일 더 차분하고 더 긍정적인 마음가짐을 가지게 되었을 뿐 아니라 매우 안정적인 심박수와 함께 운동 내성도 더 커졌습니다. 안정 시 심박수가 80에서 60대로 떨어졌으며, 머리나 귀에서 심장 박동 소리가 거의 들리지 않습니다. 선생님이 의사로서 활용 가능한 가장 효과적인 자연 요법에 중점을 두고 진정한 '통합' 의학의 실천을 선택하신 것에 대해 매우 감사드립니다."

이 친절한 편지 안에는 심장 문제의 근본 원인인 자율 신경계의 불균형이라는 그림이 숨겨져 있습니다. g-스트로판틴 요법을 시작하기 전에 그녀는 교감 신경계가 지배적인 상태였습니다. 이 상태는 그녀의 생활 방식을 전혀 바꾸지 않고 단지 와베인을 추가함으로써 신속하고 직접적으로 해결되었습니다. 물론 g-스트로판틴은 다른 치료법과 병행하는 것이 가장 효과적이지만, 식단이나 신체 활동에 대해 어떤 관여도 원치 않는 환자가 있습니다. 이들은 g-스트로판틴만을 선택합니다. 놀랍게도, 심장병의 주요 원인이 특히 자율 신경계의 불균형인 경우, 환자들 대부분은 신속하게 그리고 몇몇은 상당한 호전을 경험합니다.

◇ ◈ ◇

처음 내원했을 때 이미 스텐트를 두 번 교체한 60대 중반의 신사로부터 또 다음과 같은 편지 한 통을 받았습니다. 영적 성향이 강했던 그 환자는 독성이 있는 처방약이 자신의 신체와 마음, 그리고 정신적 건강에 미치는 영향이 걱정되어 다른 방법을 찾고 있었습니다.

"어느 날 아침 잠에서 깼는데 가슴에 압박이 느껴졌습니다. 나는 침대에서 나와 그대로 서서 가슴의 압박을 진정시켜 보려 했습니다. 3시간이 지나고 의자에 앉아 있으면서 뭔가 이상하다는 느낌을 받았고, 아내가 나를 병원으로 데려갔습니다. 심장 마비라는 사실에 직면했을 때 선택의 여지가 거의 없었습니다. 아마도 스텐트와 모든 '약물'이 내 생명을 구했을 것입니다. 그 후 저지방 식단을 먹으려고 노력했습니다. 처방된 약과 함께 그 식단을 계속 이어갔다면 나는 아마도 여기에 없을 것입니다 … 고지방과 콜레스테롤, 그리고 히말라야 소금이 포함된 식단과 **스트로판투스**를 함께 복용했을 때 이러한 변화에 대한 몸의 반응은 즉각적이었습니다. 나는 다시 사람이 된 기분이었습니다. 처방약을 끊으면서 몸이 계속 좋아졌습니다. **스트로판투스**는 불가능한 일을 해냈습니다. 그것은 내 심장을, 그리고 느낄 수 있는 내 자신을 활짝 열어 주었습니다! 또한 내 혈압도 낮췄습니다. 나는 동종 요법이 어떻게 이런 것들을 해내는지 놀랍기만 합니다! 그리고 나서 얼마 후 나는 이렇게 물었지요. 심장 마비를 다시 겪지 않도록 삶을 바꾸려면 무엇을 더 해야 할까요? 아내와 나는 저탄수화물 식단을 시작했습니다. 우리는 둘 다 몸무게를 9kg 줄였고 또 그 상태를 유지하고 있습니다. 그리고 이제는 스스로 삶을 잘 통제하고 있다고 느낍니다. 일반적인 의료가 심장 문제를 엄청난 물리력으로 치료하는 반면 '선생님'은 나를 이해하며 치료했습니다. 내가 어느 쪽을 더 좋아했겠습니까?"

특히 이 환자의 감사글에서 눈길을 끄는 것은 심장을 열고 '자신'을 다시 느낀다고 쓴 것입니다. 12장에서 보게 되겠지만, 물질적 심장은 우리가 자아라고 부르는 것이 있는 곳입니다. 진정한 심장 치료는 마음을 열고 진정한 자아를 찾는 능력을 회복하거나 또는 더 나아가 이를 '개선'하는 것입니다. 수년이 지난 지금도 이 환자는 심장 이상 증상이 없습니다. 더 이상 처방약도 치료 개입도 필요하지 않습니다.

10
chapter

인간의 심장이 우주의 심장

우리는 이제 전환점에 도달했습니다. 지금까지는 주로 인간의 심장에 대해 살펴보면서 혈액 순환, 심장의 형태와 기능, 그리고 전 세계적인 사망 원인의 첫 번째를 차지하는 가장 일반적인 유형의 심장 질환의 원인과 치료법까지 다루어 보았습니다.[43] 그럼 이제 여기서 멈추어도 되지 않을까요?

　하지만 나는 항상 질병의 원인을 가능한 한 깊이 이해하는 책을 쓰는 것이 목표였기 때문에 여기서 멈출 수는 없습니다. 원인을 제대로 이해하지 않고는 치유할 방법이 없습니다. 그리고 의사로서 지난 경험을 통해 보자면 질병을 사회적, 경제적, 정치적, 그리고 개인적 맥락을 통해 보지 않고 따로 떼어 접근하는 것은 심각한 오류라는 것이 점점 더 분명해졌습니다. 질병은 문화적, 사회적 맥락 안에서 정의됩니다. 미국에서 정신병, 망상,

또는 조현병 환자로 분류될 수 있는 사람이 다른 문화에서는 마을의 주술사나 성스러운 자로 추앙받기도 합니다. 수조 원에 달하는 의심스러운 심장 약물과 가슴 절개 수술을 통해 치료하는 이 질병은 전 세계 많은 사람이 겪고 있는 정신적 또는 개인적 위기 상황의 결과로 간주할 수도 있습니다. 세상을 바라보는 이러한 '원시적인primitive' 방식을 묵살할 수도 있겠지만 그렇다고 산업화된 의료 시스템이 마냥 확실한 성공을 보장하는 것도 아닙니다. 미국의 특정 전염병 비율이 감소한 곳에서 만성 질환 발생률은 증가하고 있습니다. 정직한 의사라면 누구나 환자의 질병에 대해 더 큰 맥락 안에서 관심을 기울여야만 합니다.

예를 들어, 미국에 수감된 아프리카계 미국인 남성의 비율은 전세계 수감자의 8%나 됩니다.[44] 이것은 콜레스테롤 수치보다 아프리카계 미국인 사회의 더 커다란 건강 문제이지 않을까요? 가자 지구에 거주하는 아이들의 주된 사망 원인은 전쟁과 관련된 정신적 외상입니다.[45] 이것은 그 아이들이 홍역 예방 접종을 받았는지 여부와도 견줄 만한, 또는 그보다 더 큰 공중 보건 사안이지 않을까요? 지구상에 모든 모유는 인간이든 동물이든 독성 및 발암성 화학 물질로 오염되어 있습니다. 우리는 산도 내에서 감염되는 B군 연쇄상 구균 항생제 치료나 태어나서 몇 시간 안에 맞게 되는 B형 간염 주사가 이러한 유형의 화학 물질이 절대 모유에 나타나지 않도록 하기 위한 공중 보건 개선 구상보다 더 중요한 개입이라고 믿어야 할까요?

마치 사과와 오렌지처럼 서로 전혀 다른 것을 비교하고 있다는 것을 알지만, 중요한 것은 내가 제공할 수 있는 수백 가지의 다른 예가 심장학 학회, 의학 저널, 또는 심지어 전인 의학

holistic health 종사자들의 글에서도 결코 등장하지 않는다는 것입니다. 하지만 그렇게 되어야만 합니다. 우리는 서로가 이러한 연결을 끌어내기 시작해야 합니다. 이 책을 구상하고 작업하면서 (질병의 근원을 탐구하지 않고서는) 질병의 근원을 탐구하는 책을 쓸 수 없음을 깨달았기에 나는 이러한 연결이 필요하다는 것을 알고 있습니다.

질병의 근원은 우리 주변 세계에 있습니다. 여기에는 우리가 세계를 대하는 방법, 그리고 우리가 '헤엄치고' 있는 사회적, 경제적, 정치적 시스템이 포함됩니다. 산호초가 바다의 건강함에 영향을 받는 만큼 우리의 인식을 포함한 주변 세상도 우리에게 영향을 미칩니다. 이것이 중요한 요점이자 제 논제입니다. '우주의 심장'을 이해하는 것은 우리 인간이 현재 처해 있는 더 어려워진 상황을 풀 수 있는 열쇠입니다. '우주의 심장'은 우리가 마음속(심장)으로 가능하다고 알고 있는 더 건강하고, 더 행복하고, 더 즐거운 세상을 위한 청사진을 제공합니다.

또다시 심장이라는 단어가 나옵니다. 만약 '우주의 심장'이라는 발상이 너무 초자연적인 것으로 느껴진다면, 심장과 관련해서 발달한 언어를 한번 생각해 보겠습니다. 우리가 "나는 그것이 가능하다는 것을 마음속(심장)으로 알고 있습니다."라고 말하는 이유는 무엇인가요? 심장이 단지 혈액을 펌프질 하는 근육일 뿐이라면, 심장을 사랑, 로맨스, 용기, 영웅심과 연관시키는 이유는 무엇인가요? 우리는 왜 따뜻한 마음을 가진 사람에 대해 황금 심장a heart of gold을 가졌다고 이야기할까요?

과학은 심장과, 심장을 아프게 하는 것이 무엇인지를 이해하는 데 도움이 되는 몇 가지 도구는 제공할 수 있습니다. 그러나 과학만으로는 충분하지 않습니다. 그런데 우리는 이런 의미에서 우리의 모든 신뢰와 믿음을 (인식을 위한 유일하고 타당한 방법으로) 과학에만 의존하는 위험한 길을 가기 시작했습니다. 만약 과학이 '실험과 관찰을 통해 습득한 사실에 기초한 자연계에 대한 지식 또는 연구'[46]와 유사한 어떤 것이라면 과학은 사랑 같은 것을 어떻게 설명할 수 있을까요? 나는 사랑이 존재한다는 사실을 알고 있습니다. 자녀가 있거나 부모가 있거나 아마도 배우자가 있는 사람 역시 모두 그러하리라 희망합니다. 하지만 과학이 그것을 어떻게 증명할지에 대해서는 전혀 모르겠습니다. 우주의 심장을 탐험하는 것은 우리 모두의 생명을 위협하는 과학 숭배의 주문을 깨는 너무나 중대한 단계라고 나는 믿고 있습니다.

의과 대학에 다닐 때 나는 인지학자이자 천문학자, 그리고 물리학자이기도 한 노만 데이비슨Norman Davidson의 인지학 강의를 들을 기회가 있었습니다. 인지학 공부를 시작하고 초기에 들은 강의 중 하나였는데, 이때 데이비슨이 꺼낸 첫 번째 말은 다음과 같았습니다. "만약 별이나 행성, 또는 자신에 대해 진정으로 알고 싶다면, 당신이 반드시 깊이 이해해야 할 가장 중요한 개념은 지구가 정지해 있고 태양, 행성, 그리고 별이 우리 주위를 회전하는 것이지 그 반대가 아니라는 것을 이해하는 것입니다." 사람들이 자리에서 일어나 출구로 향하는 동안 나는 '내가 제대로 찾아왔구나.'라고 생각했습니다.

우리는 학교에서 태양계가 '고정된' 태양과 그 태양으로부터 다양한 거리에서 궤도를 도는 행성들로 구성되어 있다고 배웁니다. 그 경로가 정확히 원형 궤도가 아니라 타원에 가깝다는 것도 배웁니다.(이것은 사실이 아닙니다. 태양은 우주 공간을 나선형으로 돌고, 행성은 나선형으로 도는 태양의 주위에서 나선형의 경로 안으로 끌려갑니다) 그리고 지구가 이 타원형 궤도를 따라 시속 약 18,000km 속도로 이동하고, 수직에서 23° 기울어진 축으로 시속 약 1,600km 속도로 회전하고 있다고 배웁니다.

학교에 다닌 적이 없고, 대부분의 시간을 농사와 사냥, 또는 채집을 통해 자연과 만나는 사람들에게 그들 자신이 거대한 팽이처럼 회전하면서 동시에 엄청난 속도로 우주를 질주하고 있다는 것을 믿도록 설득한다고 상상해 보십시오. 그리고 매일 아침 동쪽에서 뜨고 매일 저녁 서쪽으로 지는 태양은 실제로 움직이는 것이 아니라 오히려 우리가 움직이는 것이라고 말한다면… 나는 그 대화에 행운이 있기를 빌겠습니다!

최근에 나는 약 500명의 사람들 앞에서 강연을 했는데 그 중 약 98%가 대학이나 그 이상의 학위를 가지고 있었습니다.(수치는 내가 물어보았습니다) 태양이 지구 주위를 도는 것이 아니라 그 반대라는 아이디어를 생각해 낸 사람이 누군지 아는 사람이 있는지 물었습니다. 전부는 아니지만 대부분의 청중이 손을 들었습니다. 물론 행성 운동에 있어 이 태양 중심 이론에 대해 최초로 논문을 쓴 사람은 16세기 폴란드 천문학자인 코페르니쿠스입니다.

그런 다음 나는 청중 가운데 오직 태양 중심설로만 설명될 수 있는 간단한 관측을 알고 있는지 물어보았습니다. 놀랍게도 단 한 사람만이 손을 들었습니다. 내가 놀랍다고 말하는 것은 지구 중심 모델에서 태양 중심 모델로의 전환이 오늘날까지 큰 반향을 불러일으킬 정도로 인류 역사에 있어 매우 큰 전환점이었고, 학교를 다닌 적이 있는 사람이라면 누구나 이것에 대해 알고 있을 것이라 생각했기 때문입니다. 그는 행성의 역행 운동을 관측할 수 있는데 이것은 행성이 지구 주위를 돌고 있다면 발생할 수 없는 일이라고 설명했습니다. 사실, 행성planet(그리스 어원으로는 '방랑자wanderer')이 행성이라고 불리는 이유 중 하나는 이런 당혹스러운 현상이 지구 중심 모델에 있었기 때문입니다.

심지어 태양 중심 패러다임이 옳은 이유를 이해하지 못하는 나머지 사람들(그리고 그 강연에서 경험한 바에 따르면 놀랄 만큼 소수의 사람만이 그 이유를 이해하고 있었습니다)을 비롯해 우리 서구인들 중 많은 사람이 여전히 과학을 '원시적인' 방식에 비해 더 우월한 인식의 방식으로 인용하고자 할 것입니다. 그렇다면 그간의 성과를 평가하고 각 패러다임에 의해 결정된(또는 최소한 연관되는) 특성을 비교하기 위한 표를 한번 만들어 보겠습니다.

일반적으로 지구 중심 모델을 믿는(믿었던) 사람들은

- 수천 년 동안 지속 가능한 사회에서 살았습니다.
- 더 많이 함께하면서 대체로 식물, 동물, 그리고 토양 생명을 포함한 지구 생태권의 건강을 향상시켰습니다.
- 다른 동물이나 식물의 광범위한 멸종을 일으키지 않았습니다.
- 모유에 독성 또는 발암성 화학 물질이 없었습니다.
- 어떤 심장 마비도 없었습니다.(결코)

일반적으로 태양 중심 모델을 믿는(믿었던) 사람들은

- 지속 불가능한 사회에 살면서 매년 저장된 자원의 고갈을 심화시킵니다.
- 대규모 멸종과 광범위한 사막화를 초래할 정도로 지구 생물권의 건강을 악화시킵니다.
- 모유(또는 경우에 따라 신체)에 수많은 독성 및 발암성 화학 물질이 들어 있습니다.
- 심장 마비를 겪을 위험이 높습니다.

나는 상관관계가 인과 관계가 아니라는 것을 알고 있습니다. 또한 태양 중심 모델에 대한 믿음이 위와 같은 일들을 초래했다고 주장하지도 않습니다. 하지만 동시에, 지구 중심에서 태양 중심적 패러다임으로의 전환은 인간이 주변의 세계와 상호 작용하는 방식에 있어 거대한 전환점이 되었다는 것(그리고 이 전환점 이후로 많은 재앙이 뒤따랐다는 점)을 인정하는 것은 중요합니다.

이것을 시작점으로 이제 '우주의 심장'이라는 표현을 사용할 때 내가 의미하는 바를 탐구해 나갈 수 있을 것입니다. 그렇다면 이 말은 무엇을 의미합니까? 인간 심장의 작용력, 힘, 그리고 활동들은 더 넓은 우주에 있는 작용력, 힘, 그리고 과정들과 동일한(또는 어떤 면에서 연결된) 작용력, 힘, 그리고 과정들이라는 것입니다. 이것을 출발점으로 고려합시다. 우리는 앞에서 심장의 형태가 중심에서 왼쪽으로 36°보다 약간 더 큰 각도로 정육면체 안에 놓여 있는 체스터면체로 시각화될 수 있음을 보았습니다. 이것은 사람의 심장이 가슴에 안착하는 각도와 같습니다. 그리고 대략적인 정상 체온의 섭씨 온도(약간 더 높더라도) 또는 보통 사람 몸의 온도이기도 합니다. 우리는 동정심이 많은 사람에 대해 따뜻한 심장warm-hearted을 가졌다고 합니다. 아마도 우리 인간의 따뜻함은 실제로 심장에서 오는 것일지도 모릅니다.

인간의 심장이 단순히 우주적 리듬 안에만 내재된 것은 아닙니다. 사람들의 육체적, 심적, 그리고 정서적 체계를 심장의 직관적 안내에 따라 균형 잡힌 상태로 맞추도록 돕는 것을 사명으로 하는 비영리 단체 〈하트매스 연구소HeartMath Institute〉의 연구에 따르면, 심장이 신체의 지휘자 역할을 하고 다른 기관들은 심장의 리듬을 따르거나 심장으로부터 리듬을 가져오는 것으로 나타났습니다.[47] 이러한 방식으로 서로 다른 기관들은 전체 안에서 하나의 살아 있는 체계로 통합될 수 있습니다.

사람은 하루 평균 25,920번(평균 18번/분×60분×24시간) 호흡을 합니다. 태양이 황도 12궁을 따라 한 바퀴 도는 데 거의 같은 기간이 걸립니다.(소위 '플라톤 년'라고 불립니다) 태양은 72년마다 황도대에서 1°씩 이동하는데 이는 대략적인 인간의 평균 수명입니다. 또 72년은 대략 26,000일을 가지고 있고 이 수는 대략 하루 동안의 호흡 횟수이자 태양이 천체를 완전히 한 바퀴 도는 데 걸리는 수이기도 합니다. 마지막으로 들숨과 날숨의 각 주기 사이에는 과호흡 방지를 위한 약간의 일시 중지가 있습니다. 연중 주기에도 비슷한 일시 중지가 있습니다. 태양의 지점(至點, 하지점과 동지점)에서 태양은 잠시 '멈추고' 다른 방향으로 물러납니다.(적어도 지구에서 우리가 관찰하는 바로는 그러합니다)

이러한 계산 수치들은 지구 중심적 관점에서 우주를 연구한 것입니다. 즉, 우리가 우주의 중심에 서서 하늘을 올려다보면 관측하고 경험할 수 있는 것입니다. 이것이 우주에 대한 태양 중심적 관점이 아니기에 과학자들이 일부 숫자에 대해 불평을 늘어놓을 수도 있습니다.[48] 그러나 이것은 이러한 리듬에 아주 친숙했던 옛 사람들이 별을 관찰함으로써 각자의 집으로 돌아오고 바깥으로 나갈 수 있게 했던 관점입니다. 그들은 별을 관찰함으로써 농작물을 심고, 돌보고, 수확하는 시기를 알았으며, 각 개인이 태어난 계절 및 천문 현상의 독특한 패턴을 이해했습니다. 그리고 그것은 슈타이너가 원형적인 또는 '완벽한' 리듬으로 거듭 강조한 관점입니다. 인간(인간의 심장과 폐의 리듬 시스템, 맥박과 호흡)은 1:4의 비율로 존재하는데 이는 '창조'의 리듬입니다.(사방을 향해 절을 하거나 완벽한 정사각형의 모양을 만드는 것처럼)

가장 중요한 것은, 이러한 관점을 통해 사람들은 광대한 우주 안에서 자신의 위치를 찾을 수 있는 감각을 지닐 수 있었다는 것입니다. 그것은 각 개별 존재에게 땅으로의 뿌리내림과 세상을 바라보는 관점, 그리고 고유성이라는 토대를 제공했습니다. 오늘날 네브라스카가 됐든 스리랑카가 됐든 세계 전역에서 올려다보는 하늘의 광경은 모두 다릅니다. 이것은 진정으로 한 개인은 물론 세상의 다른 모든 것 역시 우주 질서 안에서 고유한 위치와 역할을 가지고 있음을 시사하는 세계관입니다. 이것은 근본적으로 질적인 세계관입니다. 또한 든든하고 믿음이 가는 관점이기도 합니다. 지구 중심적인 사람들은 그들이 보고 경험한 것을 믿을 수 있다고 느끼고 알았습니다. 그들은 대체로 자신들이 이해하고 활용하고 의지할 수 있는 장소는 물론 다른 존재들과 우주 질서 안에서 서로 밀접하게 연결되어 있다는 것을 알고 있었습니다. 이러한 친숙함, 신뢰, 그리고 고유성에서 사랑과 보살핌이 생길 수 있습니다. 이것은 이상적이라 말할 수 있습니다. 그러나 조화로움으로 표현되는 그 이상이 비록 이상일 지라도 우리는 그것을 향해 노력해야 합니다.

만약 땅을 그냥 '다 써 버리고' 동일한 작물을 재배하기 위해 계속 다른 땅으로 경작지를 옮겨간다면 여러분은 자신의 땅을 돌보지 않을 것입니다. 우리는 모든 여성을 동등하게 사랑하지 않습니다. 자신의 어머니나 영혼이 통하는 여인을 사랑합니다. 우리는 모든 아이를 동등하게 사랑하고 돌보지 않습니다. 경험, 신뢰, 그리고 연결을 통해 우리는 자신의 자녀를 사랑합니다. 우리는 모든 땅을 동등하게 사랑하지 않습니다. 우리는 자신과 관계를 맺고 삶을 유지하는데 필요한 것을 제공해 주는 땅을 사랑합니다.

태양 중심주의는 자기 자신의 경험을 불신하도록 가르칩니다. 우리는 지구가 팽이처럼 회전하면서 우주를 질주한다는 것을 배웁니다. 광활한 우주 안에서 우리 태양계 내의 다른 행성을 향해 또는 다른 행성으로부터 일어나는 어떤 일도 우리와는 관련이 없습니다. 우리의 위치는 실제 어떤 의미에서도 고유한 것이 아닙니다. 우리는 특정 현상의 결과로 나무에 무슨 일이 일어나는지를 연구합니다. 마치 숲의 모든 나무와 들판 위의 모든 식물, 낙농장의 모든 젖소, 그리고 실험실의 모든 쥐가 동일한 것처럼 말입니다. 그렇다면 동료 인간은 어떻습니까? 그들이 어쩌다 가난하거나, 교육을 받지 않았거나, 또는 어쩌다 풍부한 광물 또는 매장되어 있는 석유에 의존해 살게 된다면 그들의 고유성은 그다지 중요하지 않습니다. 우리 중 많은 사람이 일생을 살면서 두 번에서 네 번 정도 '죽음이 우리를 갈라 놓을 때까지'라는 서약을 한다고 하면 누가 얼마나 독특할 수 있을까요?

우리는 광활한 우주 안에서 자신의 위치를 발견하는 비전을 확장시키고 또한 우리의 인간성을 우리의 심장 가운데에 두는 비전에 집중함으로써, 이 드넓은 세계에서 무엇이 한 사람과 그의 위치를 구성하고 있는지에 대해 더 많이 이해하는 작업을 시작할 수 있습니다. 상황이 어떻게 그리고 왜 악화되는지, 왜 고통에 휩싸이고 병들게 되는지, 그리고 어떻게 치유를 불러올 수 있는지 이해하기 시작할 수 있습니다.

분명히 말하지만, 나는 우리가 어떻게든 태양이 지구 주위를 돈다고 스스로 설득할 것을 제안하는 것이 아닙니다. 그 관점은 이전 시대에 속합니다. 나는 우리가 인간과 심장, 그리고 더 광활한 우주 사이에 잃어버리고 단절된 그 연관성을 인정하고 그것을 치유하기 위해 노력한다면, 이곳을 새롭고, (더욱더 깨어 있는) 사랑, 신뢰, 확신, 그리고 건강이 함께하는 곳으로 만들 수 있을 것이라 확신하기에 제안하는 것입니다.

11

chapter

우주의 심장을 가능하게 하는 '순수한 마음'

건강을 악화시키는 큰 위험 요인 중 하나가 빈곤이라는 사실은
잘 알려져 있습니다.[49] 셀 수 없이 많은 연구에서 비만과 빈곤의
관계,[50] 당뇨병과 빈곤의 관계,[51] 정신 질환과 빈곤의 관계,[52] 그
리고 심장병과 빈곤의 관계[53]를 조사해 왔습니다.

심장병이라는 용어와 마찬가지로, 쉽지는 않겠지만, 빈곤이
라는 말을 언급할 때도 우리가 말하는 내용을 정의하고 맥락화
하는 것이 중요합니다. 단순하게 말하자면 빈곤은 '통상적으로
또는 사회적으로 허용되는 양의 돈이나 물질적 소유가 부족한
상태'[54]로 정의할 수 있습니다. 그리고 미국 및 전 세계적으로
이를 정의하기 위한 다양한 기준이 존재합니다. 예를 들어 〈퓨
연구 센터Pew Research Center〉에서 발행한 한 보고서에 따르면
하루 2달러(2,900원)보다 적은 돈으로 생활하는 사람은 모두 빈

곤한 것으로 간주됩니다.[55] 2016년에 미국 연방이 제시한 빈곤 선poverty line은 1인 가구의 경우 11,880달러(1,723만 원), 4인 가족의 경우 24,300달러[56](3,526만 원)였습니다. 하지만 스와질란 드에서 하루 2달러로 사는 것과 인도에서 하루 2달러로 산다는 것은 무엇을 의미합니까? 아니면 켄터키 지방에서의 11,880달러 와 샌프란시스코의 11,800달러는 무엇을 의미합니까?

더 중요한 것은, 돈이 빈곤으로 고통받는 것이 무엇을 의미 하는지를 보여 주는 유일한 척도인가 하는 것입니다. 빈곤과 열 악한 건강 사이에 그렇게 밀접한 상관 관계가 있다면 산업 자본 주의, 소득 불평등, 그리고 모든 형태의 불평등을 받아들이지 않고 사람들의 건강을 개선하는 것이 정말로 가능할까요? 최근 몇 년 동안 미국과 전 세계적으로 빈곤이 감소했다고 추정되는 반면 만성 질환의 비율은 증가했고 또 계속 증가할 것으로 예상 된다는 점은 의미심장해 보입니다.[57]

◇ ◈ ◇

1939년, 웨스턴 프라이스는 폴리네시아인, 아메리카 원주 민, 호주 원주민, 그리고 스위스의 뢰첸탈 지역민 등을 포함해 전 세계 지역 공동체와 문화에 대한 광범위한 민족학적 영양 연 구의 획기적인 결과물로 『영양과 신체 퇴행』을 발표했습니다. 영 양과 전통 공동체는 너무나 급속하고 엄청난 변화를 겪고 있었 기에 두 영역 사이의 교차점을 연구하는 것은 역사적으로도 의 미심장한 순간이었습니다. 이러한 순간은 프라이스 박사에게 영 양(및 기타) 습관이 크게 변한 지역 공동체와 변하지 않은, 또는 아직은 변하지 않은 지역 공동체를 관찰할 수 있는 기회를 제공했습니다.

프라이스 박사는 설탕과 가공식품이 많이 함유된 식단이 아직 장악하지 않은 곳의 주민들의 삶이 (비록 많은 사람이 돈을 전혀 가지고 있지 않지만) 오랜 기간 질병 없이 장수하는 삶의 모델임을 발견했습니다. 그들은 가난하게 살지 않았고 건강이 나쁘지도 않았습니다. 이는 기본적인 생필품을 구입하고 사회적으로나 신체적으로 해로운 환경에서 벗어나기 위해 돈이 필요한 사회에서, 주변 사람들보다 돈이 적을 때 건강과 질병에 대한 위험이 커진다는 것을 의미합니다. 확실히 오늘날 미국에서만큼은 사실로 보입니다.

그리고 빈곤과 질병의 관계를 완전히 이해하려면 아직도 가야 할 길이 여전히 존재한다는 연구 결과도 나오고 있습니다.[58] 현재 성장 주도인 산업 자본주의의 길을 통해 고용, 경제적 부, 안락함, 그리고 물질적 재화의 소유로 규정되는 전 세계적 삶의 수준을 높이는 것이 모두를 위한 더 큰 복지로 향하는 가장 빠른 길이라고 주창한다면, 나에게 그것은 여전히 갈 길이 멀다는 것을 의미합니다. 나는 한 사회가, 비록 일부 개인의 경우 가능할 수는 있겠지만, 돈으로 건강에 이르는 길을 살 수 있을 것이라고는 생각하지 않습니다.

◇ ◈ ◇

돈에 대한 우리의 관계는 우리의 건강과 매우 밀접하게 연결되어 있기 때문에 나는 항상 돈이 무엇인지, 어떻게 통제되는지, 특히 심장과 어떤 관련이 있는지에 대해 관심이 있었습니다. 특히 금과 우리의 관계는 나를 매료시킵니다. 금(원자번호 79, 원소기호 Au)은 수천 년 동안 돈과 권력의 상징으로 사용되었습니다. 금과 화폐의 연관성은 로마 시대 훨씬 이전부터 리처드 닉슨 Richard Nixon이 세계를 충격에 빠뜨리면서 미국을 금 본위제에서 제외시킨 1973년까지 지속되었습니다.(어느 정도는 여전히 남아 있습니다) 이는 미국 역사상 처음으로 경제적 부가 공식적으로 금과 관련이 없고 금으로 교환될 수 없다는 기록을 남긴 것입니다. 대부분의 사람들은 금이 상대적으로 희귀하고 불변(시간이 지나도 악화되지 않음)하며 원하는 크기로 쉽게 나눌 수 있기 때문에 부와 금 사이의 오랜 관계가 발생했다고 설명합니다. 충분히 일리가 있지만 나는 그것 이상의 어떤 의미가 더 있다고 확신합니다.

파라오와 왕은 전통적으로 그들의 힘이 신과 연결되어 있다는 것을 보여 주기 위해 금을 사용했습니다. 금관은 오랫동안 선호된 장신구로서, 아마도 우리의 머리 제일 높은 곳 역시 권위와 함께 더 높은 세계와의 연결을 암시하기 때문일 것입니다. 금에 대한 이야기는 구약 성서에도 나오는데, 모세는 이집트의 노예 생활로부터 탈출하는 중에 사람들이 황금 송아지를 숭배했다고 꾸짖습니다. 그리고 '라푼젤' 같은 동화에 등장하는 금은 금속의 기저에 있는 신비주의를 암시합니다. 그러나 현실에서는 빛이 난다는 것과 대부분의 지구의 힘(녹을 생각해 보세요)에 저항한다는 것 외에 금으로 할 수 있는 일은 크게 많지 않습니다. 그렇다면 금이 왜 그렇게 중요한 것일까요? 그리고 대체 돈이란 무엇인가요?

1장에서 언급했듯이 어렸을 때 나는 어른들의 세계가 왜 그렇게 돌아가는지 이해하기가 어려웠습니다. 어른들의 설명은 종종 나에게 전혀 이해가 되지 않았습니다. 디트로이트 근교에서 자라면서 어린 나이에 도시의 쇠퇴에 노출된 나는 왜 그렇게 많은 이웃의 집들이 파괴되고 판자로 문과 창문을 막아 둔 빈 집이 많은지, 그리고 왜 모든 곳에 쓰레기가 그렇게 쌓여 있는지 궁금해하지 않을 수 없었습니다. 낡아서 무너지는 집들이 실제로 있었고, 빈곤에 처한 사람들도 실제로 있었습니다. 그런데 이러한 집들을 재정비하는 데 필요한 자재들은 풍부하게 존재하고, 일자리가 없는 디트로이트에는 자신과 이웃의 집을 재건할 기회를 좋아할 만한 수천 명의 사람이 있었습니다. 주택과 지역사회를 재건하기 위한 훈련을 제공할 만큼 숙련된 사람들이 충분하지 않았던 것도 아니었습니다. 이 사람들도 풍부하게 존재했습니다. 그렇다면 디트로이트, 세인트 루이스, 이라크, 팔레스타인, 그리고 전 세계 수천 곳의 지역이 계속 쇠락하고 있는 이유는 무엇인가요?

마찬가지로, 우리에게는 복원해야 할 벌채된 숲과 유독성 쓰레기 매립장이 있고, 댐이 제거되어야 할 강과, 꼭대기에 황무지만 남겨진 산들이 있습니다. 이것이 현실입니다. 실제 존재하는 이러한 문제들은 세상을 건강하고 온전하게 회복하기 위해서 반드시 해결되어야만 합니다. 그리고, 다시 말하지만, 해결을 위한 지식은 존재합니다. 직업이 없는(또는 의미 없는 직업을 가진) 사람들은 도처에 존재합니다. 이러한 일들을 하기 위해 필요한 재료 역시 이미 존재하기 때문에 이러한 일을 수행하는 데에는 어떤 새로운 '자원'도 필요치 않습니다. 그렇다면 도대체 왜 아무 것도 이루어지지 않는 것인가요? 왜 우리는 절박한 변화를 갈구하는 사람들, 식물들, 동물들, 그리고 지구의 울부짖는 요청을 그냥 보고만 있는 것인가요? 왜 이런 외침이 그들 귀에는 들리지 않는 것일까요?

어른들의 답은 간단합니다. 돈이 없다는 것입니다.

하지만 도움이 필요한 사람들이나 환경을 복원해야 하는 필요성은 실재하는 반면 돈은 실제로 존재하지 않습니다. 돈은 단지 헛된 믿음일 뿐입니다. 이 모든 비참함과 부패가 용인되는 이유는 마치 부활절 토끼가 튀쳐나오기를 바라는 것만큼이나 우리가 우리의 문제를 해결하기 위해 현실에 그 기반을 두지 않는 헛된 믿음 탓입니다. 아이들이 이런 헛된 믿음의 세상에서 살아가야 하는 것인가요? 아니면 지금 어른들이 그렇게 살고 있나요?

삶을 위한 재화와 서비스를 얻기 위해 돈이 필요한 세상을 상상해 보세요. 이미 그렇게 살고 있는 세상이기 때문에 상상하는 것이 그리 어렵지 않을 것입니다. 이제 여러분과 내가 가족을 위해 집을 사고 싶다고 상상해 보겠습니다. 가족의 규모도 비슷하고 같은 집을 사고 싶어 합니다. 집주인이 집을 팔려고 내놓았고, 여러분과 나는 모두 가격을 제안합니다. 달러(그리고 느슨하게는 금) 기반의 현재 통화 시스템 대신에, 이 가상의 시나리오에서는 그 돈을 '코완'이라고 부르고, 나 자신 톰 코완만이 코완을 만들 수 있도록 허용된다고 상상해 보겠습니다. 나는 내가 원하는 만큼의 코완을 만들 수 있고, 다른 모든 사람은 뭔가 구입하기를 원한다면 일을 해서 나의 코완을 가져야만 합니다. 그러지 않으면 코완 경찰이 그들을 감옥에 보낼 것입니다. 만약 여러분의 사회가 이러한 방식에 반기를 든다면 코완 군대는 여러분 나라의 정권을 바꿀 것입니다. 경매로 집을 사게 된다면 나는 항상 이길 것입니다. 내가 모든 것을 소유하고 나머지 사람들은 아무것도 가질 수 없을 때까지 나는 계속 승리할 것입니다. 물론 내가 아낌없이 나의 코완을 베푸는 친구나 가족들도 있을 것입니다. 때때로 내가 선택한 소수의 사람들이 특정한 조건 아래 많은 코완을 만들 수 있도록 허락하지만, 결국 '내 사람들'과 내가 그 모든 것을 소유할 것입니다. 사실, 내가 모든 것을 소유하는 데 있어 유일한 제약은 나머지 사람들에 비해 코완 내 부자가 너무 적다는 것입니다. 따라서 만약 내가 모든 것을 취하는 데 지나치게 몰두할 경우 사람들은 화가 나서 내가 원하는 물건을 더 이상 만들지 않거나, 또는 그럴 일은 없겠지만, 나를 목 매달 수도 있을 것입니다. 그래서 나는 항상 조심하고, 아마도 코완 화폐로 만들어진 이 상황에 대해 말조차 꺼내지 말아야 할 것입니다.

이상하게 들리나요, 그런가요? 하지만 이것이 우리의 금융 시스템이 작동하는 방식입니다. 이름을 코완에서 달러로, 코완 친구 및 가족을 국제 금융 친구 및 가족으로 변경하고 이 단락을 다시 읽어 보세요.

어떻게 이럴 수 있을까요? 성인으로서 우리가 어떻게 이것을 묵과하고 있는 것일까요?

우리는 우리의 돈이 정부(즉, 우리)에 의해 만들어지는 것이라고 착각하며 살고 있습니다. 실제 대부분의 돈은 개인 소유의 연방 준비 은행과 국제 금융을 관장하는 다른 공인 은행들에 의해 난데없이 만들어집니다.[59] 그들이 만들어 내는 이 돈은 이제 그 어떤 것에도, 심지어 금에도 귀속되지 않습니다. 예금자에 의해 만들어진 예금과도 관련이 없고, 자산과도, 그리고 자금

관리 기술과도 관련이 없습니다. 대출이나 모기지를 위해 은행에 가면 그들은 당신에게 대출할 돈을 만들어 냅니다. 그런 다음 그들은 시스템 안에서 요구되는 모든 것을 처리할 만한 충분한 자금이 없다는 것을 보장하기 위해 이자를 추가합니다. 그냥 컴퓨터의 자판을 두드리면 됩니다. 이 화폐 창출 시스템의 놀라운 부분은 대부분의 사람이 그것을 받아들이고 일부는 그것이 지속될 수 있도록 목숨을 바칠 것이라는 점입니다. 이런 식으로 만들어진 돈은 완전히 가상의 것입니다. 그것은 '실제' 세상 안에 있는 그 어떤 것에도 기반을 두고 있지 않습니다. 위의 예와 같이, 결국 은행가들이 모든 것을 소유하게 될 것입니다. 너무 공격적이 되면 일반 대중들이 반항할 수도 있다는 경고와 함께 말입니다.

1940년대에 체결된 브레턴우즈 협정은 대부분의 국제 무역, 특히 경제를 움직이는 데 결정적인 힘으로 작용하는 석유의 거래가 달러로 이루어져야 한다는 것을 확립했습니다. 미국은 달러를 만들어 낼 수 있는 유일한 국가이기 때문에 전 세계 나머지 국가들은 달러를 획득하기 위해 '일'해야만 하는 구조가 된 것입니다. 미국은 결국 아무것도 만들지 않고 아무것도 하지 않을 것이며, 그리고 미국의 문화는 돈 관리에 전념할 것입니다.(보통 이 말은 다음과 같이 좀 더 품위 있는 용어로 언급됩니다. 즉, 우리는 경제 전문가와 금융 설계자가 될 것입니다) 만약 다른 국가에서 시스템이 조작되었다고 판단하고 달러 이외의 통화로 상품을 판매하려고 한다면 그들은 정권 교체의 대상이 될 것입니다.(비록 많은 문제를 가지고는 있지만 자국민을 위해 식수, 식량, 그리고 주택을 마련하고 있는 기능적 사회를 의도적으로 몰락시키는 것에 대한 완곡한 어법) 사담 후세인Saddam Hussein이 달러가 아닌 화폐로 석유를 팔려고 했을 때가 정권 교체가 필요한 시점이었습니다.[60] 카다피Qaddafi가 달러화와 경쟁하기 위해 범아프리카 통화를 시작하려 했을 때도 정권 교체가 필요한 시점이었습니다.[61] 이란, 러시아, 시리아, 그리고 아마도 중국이 그 다음일 것인데, 이는 그 국가들이 달러를 따르기로 결정할지, 그리고 그들과 미국 양쪽의 대중들이 어느 정도까지 조종되고 강제될 수 있는지에 따라 달라질 것입니다. 오해하지 마시기 바랍니다. 이것은 이러한 독재자나 이들 국가의 관행에 대한 지지나 변명이 아닙니다. 기회가 주어진다면 그들 역시 마찬가지로 세계가 루블화로(또는 그들이 뚝딱 만들어 낼 수 있는 다른 종류의 환상적인 화폐로) 거래하도록 강요할 가능성을 충분히 예상할 수 있습니다.

범우주적인 금의 이러한 측면이 세상에서 돈과 연관될 때는 기이한 모습으로 존재합니다. 그렇다면 실재하는 어떤 것, 즉 금이 지어낸 것을 대신할 방법이 있을까요? 만약 우리의 상상력이 이런 식으로 작동하도록 허용한다면, 아마도 우리는 우리의 상상력이 허구나 마법처럼 보이는(또는 기계적으로 훈련된 뇌가 편안하게 느끼기엔 조금 이상하게 여겨지는) 어떤 것에 대한 생각을 즐길 수 있도록 허용할 수 있을 것입니다. 그리고 이것이 실재일 수 있습니다. 금의 이러한 측면(내가 금의 우주적 측면이라고 생각하는 것)이 가장 나의 흥미를 끕니다. 이것이 현재 벌어지고 있는 세계적인 재앙에서 벗어날 수 있는 길을 제시할 수 있을지, 그리고 이것이 심장을 치유하는 것에 대해 우리에게 무엇을 가르쳐 줄 수 있을지 기대가 큽니다. 우리는 지금 현대적인 연금술의 길을 따라 여행하는 중이니 조금만 참고 기다려 주시기 바랍니다.

◇ ◈ ◇

이미 알고 있듯이 우리의 심장이나 혈액 순환에서 의미 있는 양의 금이 발견되지는 않습니다. 혈액에서 미량 원소로 발견되기는 하지만 내가 아는 한 그 어느 누구도 금이 특정한 생리학적 또는 병리학적 중요성을 가지고 있다고 주장하지 않습니다. 은과 마찬가지로 금은 부식과 산화를 견뎌 내는 귀금속이며, 일반적인 견해로는 전기 저항이 완전히 사라지는 초전도성이 나타나지 않습니다. 하지만 일부 사람들은 (인정하건데 이 관점은 아직 수용 가능한 과학의 언저리에 놓여 있습니다) 수세기 동안 그 존재를 믿고 찾으려 했던 연금술사들만큼이나 인류에게도 중요한 '순수한' 형태의 금이 존재한다고 주장합니다.

이러한 형태의 금은 궤도 재배열 단원자 원소(ORME 또는 ORMUS)로 알려져 있는데, 결코 있을 법하지 않은 현상에 대한 길고도 복잡한 이름입니다. ORME는 금, 은, 백금 금속들 안에서 발생할 수 있는 형태의 변화를 기술하고 있습니다. 우리가 알고 있는 금, 말하자면 우주가 아닌 지상의 금은 전자가 핵 주위를 돌고 다른 원자와 결합하여 염화금과 같은 화합물을 생성할 수 있습니다. 하지만 특정한 소용돌이 생성 조건 아래에서는 원자가 전자를 끌어당겨 고속의 응축된 형태를 취할 수 있습니다. 이 형태에서는 다른 원소들과 연결하여 화합물을 형성하는 것이 불가능합니다. 더 빨리 회전하기 위해 양팔을 몸 쪽으로 당기는 피겨 스케이팅 선수처럼 원자들이 점점 더 빠르게 회전하게 되면 전자들이 핵 쪽으로 당겨집니다. 이러한 상태의 원소는 단원자로 불립니다. 하지만 쌍으로 또는 심지어 셋으로 형성될 수도 있습니다. 그리고 더 이상 다른 원소들과 연결을 형성할 수 없기 때문에 기본 요소elemental라고 불립니다.

ORME는 몇 가지 놀라운 특성을 보여 줍니다. 예를 들어 더이상 열이나 전기를 전도할 수 없습니다. 일반적으로 은과 금 복합 전선은 최고의 열, 전기 전도체 가운데 하나입니다. ORME는 또한 설명할 수 없는 특이한 무게를 가지고 있습니다. 언제나 원래 가지고 있던 무게보다 가볍고 경력에 비해 중력에 영향을 적게 받습니다. 비록 ORME 원소가 열이나 전기를 전도할 수는 없지만 일종의 초전도체가 되어 사실상 빛의 속도로 다양한 '자극'을 전도할 수 있습니다. 이것은 전도할 때 생기는 마찰을 극적으로 줄이면서 필요한 에너지를 감소시켜 속도를 극적으로 증가시킵니다. 마지막으로, 아마도 가장 놀랍고 눈살을 찌푸리게 만드는 것은 ORME 원소를 분광 광도계와 같은 기존의 원자 측정 장치로 측정할 수 없다는 것입니다. 이러한 장치는 원소와 장치의 상호 작용에 의존하기 때문입니다. ORME 원소는 다른 원소나 측정 장치와 상호 작용을 하지 않기 때문에 발견해 낼 수가 없습니다. 이 점을 염두에 두고 잠시 주제를 벗어나겠습니다.

◇ ◈ ◇

만약 생리학자나 신경과 전문의에게 신경이 어떻게 작동하는지 묻는다면, 약간의 차이는 있겠지만, 아마 다음과 같이 답할 것입니다. 신경은 시냅스에서 끝나는 축삭 돌기(신경 돌기)로 알려진 길고 가느다란(그리고 친수성인) 돌기를 통해 전기적, 화학적 신호로 정보를 전달하는 신경 세포(뉴런) 다발로 구성됩니다. 이러한 전기-화학적 신경 자극은 고무 피복으로 절연된 구리선처럼 미엘린이라는 지방 코팅으로 절연된 축삭 돌기 안에서 단방향으로 전달되며 칼슘과 마그네슘 같은 이온의 전기 화학적 기울기로부터 발생합니다. 신경 자극은 신경 전달 물질(예: 세로토닌, 도파민 또는 아세틸콜린)이 시냅스 전前 접합부에서 방출될 때까지 이러한 이온의 움직임에 의해 신경을 따라 전달됩니다. 이 신경 전달 물질은 기본적으로 접합부를 가로질러 헤엄쳐 다음 뉴런의 탈분극을 유발하는 시냅스 후 접합부의 수용체 부위에 부착됩니다. 다음 자극은 이 신경을 따라 다음 시냅스 등으로 단방향 이동을 합니다. 신경은 결국 근육과 같은 목적지에서 끝나고 '발화'되어 움직임과 같은 계획된 행동이 발생합니다.

이러한 순서는 명확하고 잘 작동하는 것처럼 보입니다. 의학에서는 일상적으로 (우울증의 세로토닌과 파킨슨병의 도파민처럼) 신경 전달 물질을 조작하여 질병 과정에 영향을 미칩니다. 그리고 미엘린myelin이 손상되면 자극 전달을 방해하여 신경학적 기능 장애가 발생한다는 것을 알고 있습니다. 이것은 다발성 경화증(MS), 근위축성 측색 경화증(ALS), 그리고 다른 '탈수초화demyelination' 질환과 같은 병의 근본적인 병리 생리학으로 간주됩니다. 모든 것이 매우 명확하고 정확합니다. 그렇지 않나요?

잠깐 이것을 한번 해 보겠습니다. 옆에 당신을 도와줄 상대가 있다면 가장 좋습니다. 두 검지 손가락을 앞으로 내밉니다. 그런 다음 눈을 감고 상대가 오른쪽 또는 왼쪽 중 하나를 말하도록 합니다. (어쩔 수 없이 혼자 할 수도 있겠지만 결과가 그렇게 설득력이 있지는 않을 것입니다) 상대가 오른쪽, 또는 왼쪽이라고 말하자마자 해당하는 검지 손가락을 움직입니다. 세 번 해 보세요. 이제 이 질문에 답해 보세요. '오른쪽' 또는 '왼쪽'이라는 단어를 듣고 검지 손가락을 움직이는 데 얼마나 걸렸습니까? 나는 수천 명의 사람과 이 작업을 해 보았는데 대부분의 사람이 '단지 몇 초'라고 말합니다.

그럼 내가 "'오른쪽'이라고 말한 다음 대략 '하나', '둘' 세는 정도의 시간이 지나 손가락을 움직인다는 말인가요?"라고 묻습니다.

"아뇨, 훨씬 더 짧아요."라고 그들은 대답합니다.

"얼마나 더 짧은가요?"

대략 100분의 1초 정도까지는 흥정할 수 있겠지만 실제로는 사실상 동시에 일어납니다.

이제 중요한 질문이 생깁니다. 여러분은 내 목소리에서 나오는 음파가 여러분의 고막을 울리고, 그런 다음 청각 신경을 자극하고, 청각 신경은 칼슘과 마그네슘 이온들의 변화하는 기울기를 통해 신경을 따라 자극을 순차적으로 전도하고, 자극은 '해자moat'에 다다르고, 신경 전달 물질이 방출되고, 그 신경 전달 물질은 해자를 헤엄쳐(이 상황을 헤엄치는 동작으로 극화하면 이해하는 데 도움이 됩니다) 자신에게 적합한 정박지를 찾고, 다음 화학적 탈분극을 시작할 때까지 걸리는 시간이 100분의 1초, 또는 사실상 순간적이라고 믿으시는가요? 아마 그렇지 않을 것입니다. 심지어 당신은 아직 손가락을 움직이기 전입니다!

이러한 신경 전달이 10~20번 정도 단계를 거쳐서 자극이 뇌에 도달합니다. 자극은 뇌 내부에서 잠시 돌고 나서 운동 뉴런으로 빠져나옵니다. 마침내 손가락에 도달하여 손가락 안에 있는 수십 개의 근육이 함께 작용할 수 있는 움직임을 자극합니다. 그럼에도 이것에 대한 우리의 경험은 모두 즉각적으로 일어난다는 것입니다. 나로서는 이것이 정확하다는 것을 믿을 수 없습니다. 그 과정은 너무 빠르고 너무나 잘 조정되어 있습니다. 신경 전달 물질, 시냅스, 또는 신경 세포 내 칼슘의 흐름 등과 관련없이 작동하는 다른 무엇인가가 존재해야만 합니다.

이것이 내가 10장에서 지구 주위를 도는 태양에 대해 이야기한 이유입니다. 직접적인 경험이 우리에게 소리칩니다, "이것이 내가 보는 것이다. 이것이 내가 경험하는 것이다." 그러면 과학이나 산업 자본주의, 또는 '어른'이 다가와서, 비록 어느 정도 사실이기는 하지만, 이치에 맞지 않는 설명들을 늘어놓습니다. 과학적 설명은 자기 스스로를 신뢰하는 중요한 곳으로부터 우리를 더 멀리 데려가 버리기 일쑤입니다. 현대인의 과제는 스스로를 신뢰하는 것과 이러한 과학적 설명의 역할(때로는 유용함)을 조화시키는 것입니다. 어떤 과학적 설명도 신경이 어떻게 작동하는지 설명할 수 없습니다. 그 과정은 너무 빠르고 너무 순간적입니다. 아마도, 더 나은 표현을 하자면, 거의 시간 밖에 존재합니다. 실재에 대한 오래된 뉴턴식 당구공 설명은 삶의 경험을 설명하기에 충분하지 않습니다.

물리학의 개념을 차용하자면 우리는 양자 결맞음quantum coherent 유기체인 것 같습니다. 이 양자 결맞음 유기체의 기반은 공간상 정상적인 시간 흐름을 벗어나 작동하는 것처럼 보이는 전기나 무선 기술처럼 공간을 가로지르는 전자의 즉각적인 흐름입니다. 그래서 내 목소리의 소리 자극은 거의 순간적으로 몸 전체에 현상을 만듭니다. 만약에 근육 활동을 즉각적으로 조정할 수 있는 이러한 능력이 없다면 생명은 불가능할 것입니다. 신경학자, 의사, 그리고 생리학자가 집중하는 화학적 영향은 이러한 양자 초전도의 결과입니다. 그렇게 많은 신경 질환을 성공적으로 치료할 수 없다는 것은 놀라운 일이 아닙니다. 우리는 실제로 신경이 어떻게 작동하는지에 대한 단서가 없습니다. 단지 현상의 영향을 연구하고 조작하느라 바쁠 뿐입니다.

◇ ◈ ◇

이제 다음 이야기를 한번 상상해 보십시오. 오래전에 동물을 추적하기 위해 숲으로 들어간 유명한 동물 추적자가 있습니다. 한 번도 본 적 없는 발자국을 만나기 전까지는 모든 것이 평소와 같았습니다. 그것은 2차원적인 체스터면체의 형태였습니다. 그는 이러한 발굽 자국을 남길 수 있는 동물을 본 적이 없기 때문에 당황했습니다. 그러나 그것은 분명히 동물의 발자국이었고 근처에서 약간의 배설물도 발견했습니다. 그는 사랑하는 아내의 이름을 따서 이 동물의 이름을 린다라고 지었습니다. 그는 이 새로운 동물 린다를 찾기 시작했고 점점 더 많은 발자국을 보았지만 이 수줍음 많고 잘 도망다니는 동물을 찾지 못했습니다. 그는 다른 추적자들에게 발자국을 보여 주었습니다. 그들은 이 발자국이 지금껏 알려지지 않은 동물의 것이라는 데 모두 동의했습니다. 하지만 어느 누구도 린다를 찾는 데 성공하지 못했습니다.

시간이 흘러 원래 추적자는 죽었지만 발자국의 미스터리는 남아 있었습니다. 이 미스터리는 커다란 과학적 관심의 대상이 되었습니다. 수십, 수백 년이 지나도 여전히 동물을 목격하지 못하자 수많은 이론이 등장하기 시작했습니다. 많은 사람이 사실이 발자국이 상상 속의 동물이 만든 것이 아니라 토양에 존재하는 어떤 물질의 결과라고 주장했고, 과학자들은 가장 선명한 자국에 어떤 원소들이 존재하는지 연구했습니다. 최고의 자국을 만들기 위해 토양에 얼마나 많은 물이 필요한지 등을 포함해 여러 가지를 연구했습니다. 주요 대학에서 강좌가 개설되고 가장 멋지고 선명한 자국을 만들어 낼 수 있는 토양과 대기의 조건을 가장 잘 이해하는 사람이 강의를 맡게 되었습니다. 심지어 노벨상조차도 지구의 원소들이 어떻게 그러한 자국을 생성해 내는지에 대한 가장 명확한 이론을 제시한 사람들에게 돌아갔습니다. 점성학적 사건 및 거대한 음모론에 기반한 대안적 이론들 또한 신비한 자국을 설명하기 위해 제안되었습니다.

그러던 어느 날 모든 동물을 다 좋아하는 한 어린 소녀가 숲속을 걷고 있었습니다. 숲에는 이러한 체스터면체 발자국이 많이 있었고, 어린 소녀는 넘어져 다리를 다친 사슴처럼 생긴 작은 동물을 발견했습니다. 소녀는 이 불쌍하고 절뚝거리는 동물을 도와주기 위해 조심스럽게 집으로 데려왔습니다. 마을 사람들은 놀랐습니다. 아주 수줍음이 많은 그 작은 동물은 체스터면체 모양의 발굽을 가지고 있었습니다. 드디어 수수께끼가 풀렸습니다. 오랫동안 추적해 온, 지금까지 그 발자국을 만든 동물이었습니다.

어린 소녀와 그녀의 가족은 그 동물을 다시 건강하게 돌보아 주었고, 큰 기대를 안고 교수들에게 보여 주려고 그 동물을 명성이 높은 대학으로 데려갔습니다. "보세요, 수수께끼가 풀렸어요." 어린 소녀가 소리쳤습니다. 그러나 교수들은 회의적이었습니다. 그들은 땅의 힘이 아니라 이 동물이 지금까지 그 흔적들을 만들어 온 것이 사실인지 알아보기 위해 린다를 테스트하였습니다. 그들은 린다에게 콘크리트 위를 걷게 하였지만 어떤 자국도 발견하지 못했습니다. 체육관 바닥에서 해도 마찬가지였습니다. 물속에서도 여전히 발자국 같은 것은 생기지 않았습니다. 그들은 린다가 비록 몇 가지 흥미로운 특징을 가지고는 있지만 (체스터면체 발자국과 같은 모양의 발굽) 그럼에도 그 발자국의 장본인이라고 단정할 수는 없다는 결론을 내렸습니다. 그들은 줄곧 말했듯이 땅이 그 발자국의 원인이라고 결론지었습니다.

린다는 지금까지 계속 발자국을 만들고 있었습니다. 단지 우리가 찾아내기 어려웠고 수줍음이 많았을 뿐입니다. 그러나 땅이 없다면 린다가 흔적을 남길 수 없었을 테고 과학자들이 주장하듯 광물, 토양, 그리고 물의 다양한 구성이 발자국의 질과 심지어 발자국의 존재에까지 영향을 미친다는 것 역시 사실입니다. 나는 이것이 우리의 신경과 그리고 사실 살아 있는 모든 시스템과 같다고 믿습니다. 신경 안에서 진정한 신경 자극은 초전도 양자 결맞음입니다. 이것은 신체를 결맞음 상태의 유기체로 만들고, 신경을 통과해 지나갈 때 화학적 발자국을 남깁니다.

이야기에서처럼, 화학 물질 없이는 어떠한 신경 활동도 가능하지 않습니다. 또한 화학 물질의 무결성은 전송 또는 발자국에 영향을 미칩니다. 그러나 그것은 원인이 아니며 결코 그럴 수도 없습니다. 기존 의학이 대부분 질병의 근원을 식별하는 데, 동시에 질병을 치료하는 데 무력하게 된 것은 바로 발자국과 원인 사이에 생기는 이러한 혼란에 기인합니다. 나는 효과를 변경해도 결과에 영향을 미치지 않을 것이라고 말하는 것이 아닙니다.

때로는 아주 긍정적인 방식으로 영향을 미칠 수도 있습니다. 하지만 그것으로 원인을 찾거나 치료할 수는 없습니다.

그렇다면 이러한 양자 결맞음 현상이 어떻게 신경에서 발생하는 것일까요? 우선 축삭 돌기는 신경 세포 내부의 물을 구조화하는 데 매우 적합한 친수성 '관'입니다. 구조화된 물은 우리가 알고 있듯이 움직임을 일으키는 전하를 생성합니다. 그리고 우리는 전기가 엄청난 거리에서도 거의 순간적으로 자극을 전달할 수 있다는 것을 알고 있습니다. 순환과 마찬가지로 구조화된 물과 전자의 흐름은 신경 전달의 배후에 존재하는 힘이며 그 뒤에 화학적 발자국을 남깁니다.

그러나 생명체는 전기 자극 장치 그 이상이라 할 수 있기 때문에 그것마저도 너무 느리고 너무 단순하고 너무 환원주의적으로 보입니다. 나는 **생명**이라고 부르는 것은(슈타이너가 에테르체라고 부르는 것은) 화학적 기반을 둔 '물질'이 양자 결맞음의 초전도 현상으로 변형하는 것이라고 믿습니다. 생명은 언제나 부분의 합 그 이상입니다. 생명이 그러한 부분들로 환원될 때는 더 이상 생명이 아닙니다. 나는 우리가 인간의 질병을 치료하는 데(그리고 우리의 생태계와 공동체를 효과적으로 돌보는 데) 여전히 악전고투하는 이유는 우리가 생명과 무생명을 구별할 수 있는 적절한 기반조차 없기 때문이라고 생각합니다. 생명에 대한 일관된 개념 없이 의사들은 마치 생명을 살아 있지 않고 물질적인 법칙에 순응하는 것처럼 다루도록 강요받습니다. 하지만 난 그렇게 되어서는 안 된다고 생각합니다. 나는 우리가 결맞음 상태에 있고, 전기적으로 충전되고, 초전도성을 가지고, 그리고 빛으로 가득 찬 존재라고 생각합니다. 그리고 이러한 토대가 (지상 모든 생명의 치유 과정뿐만 아니라) 의학의 기초가 되어야 한다고 생각합니다. 질병, 건강, 생명, 이 단어들은 명사가 아닌 동사입니다. 질병과 건강, 생명은 역동적인 과정, 즉 다른 말로 끊임없는 변화와 흐름 그리고 상호 교환입니다. 나는 우리가 생명을 이런 관점으로 보기 전까지 얼마나 사람들을 효과적으로 치료할 수 있을지 잘 모르겠습니다.

◇ ◈ ◇

초전도 '물질'은 어디에서 나오는 걸까요? 자유롭게 몇 가지 추측을 해 보겠습니다. 금은 가장 두드러지고 중요한 ORME(궤도 재배열 단원자 원소)로서, 아마도 전 세계의 현자, 연금술사 및 정신적 구도자들이 수천 년 동안 찾고자 했던 것일지도 모릅니다. ORME 또는 우주적 형태의 금은 초전도성의 주된 기반으로 이것 없이는 신경 전달 및 생명 자체가 가능하지 않을 것입니다.

지상의 금을 우주의 금으로 바꾸는 가장 효과적인 방법은 그것을 고속 소용돌이 장치에 넣는 것입니다. 소용돌이 회전이 빠를수록 중심은 일반적으로 물질이 행동하는 방식에 반해 더 차가워집니다. 일반적으로 어떤 것이 빠르게 움직일수록 그것은 더 따뜻해지기 때문입니다. 우리 몸에서 이 고속 소용돌이는 프랭크 체스터가 말한 것처럼 심장의 체스터면체 형태에 의해 생성됩니다. 그렇다면 순수한 마음heart of gold이 지상의 원소를 우주의 금으로 변화시키고 생명이 존재할 수 있는 기초를 제공하는 그 특별한 능력을 가르키는 것이 가능하지 않을까요?

이것이 다소 과장된 것으로 비쳐질 수 있다는 것을 알고 있습니다. 하지만 돈의 발명을 다시 생각해 보십시오. 지구가 태양 주위를 돌고 있다는 것을 알고 있는지 스스로에게 물어보십시오. 만약 알고 있다면 지구가 태양 주위를 돈다는 것을 어떻게 알고 있는가요? 당신이 행성의 역행 운동을 관찰했기 때문인가요? 아니면 누군가에게 그렇다고 들었고 그렇지 않다고 믿는 것이 우스꽝스러울 것이기 때문은 아닌가요? 여러분은 자신의 심장 속에서 무엇이 진실인지를 알고 있나요? 다음 장에서는 우리가 심장을 중심에 두고 한 이번 여행의 마지막 단계, 즉 사랑이 의미하는 것에 대해 살펴볼 것입니다. 아마도 사랑은 우리 대부분이 진실이라고 알고 있는 몇 안 되는 것 중 하나일 것입니다. 그리고, 그러한 앎이 우리의 심장이 아니라면 어디에서 오는 것일까요?

12
chapter

사랑이 심장과 무슨 상관이 있을까요?

폴 피어솔Paul Pearsall 박사는 심장 이식 수술을 받기 전과 후의 환자의 심리 변화에 대해 상담했던 신경 심리학자입니다. 1999년 자신의 책 『심장 코드The Heart's Code』에서 피어솔 박사는 새로운 심장이 수혜자에게 미칠 수 있는 중대한 영향에 대해 설명했습니다. 그는 상담했던 심장 이식 환자들의 다수가 심장을 이식받은 후 자신들의 성격(또는, 내 생각에는 그들 존재의 본질)에 있어 중대하고도 설명이 불가능한 변화를 경험했다는 사실을 알게 되었습니다. 놀랍게도, 이 새로운 변화는 많은 경우 기증자의 본질을 반영했습니다.

　　말하자면 이런 심정의 변화에는 여러 가지 설명이 있을 수 있습니다. 심장 이식을 받는 것은 환자들에게 직접적으로, 심지어 잔혹한 방식으로 자신의 죽음에 직면하도록 강요되는 끔찍하고도 대단히 충격적인 경험입니다. 그리고 환자들은 몸이 새로운 장기를 거부하지 않도록 하는 약을 포함하여 수술 전, 수술 중, 그리고 수술 후에 강력한 약물들을 투여받습니다. 이 약들은 단기적인, 그리고 장기적인 심리적 영향을 미칠 수 있습니다. 환자는 또한 새롭고 더 건강한 심장을 이식받은 후 깊은 안도감을(즉, 삶에 대한 전체 관점을 바꿀 수 있는 새로운 출발에 대한 흥분되고 벅찬 느낌을) 경험할 수 있습니다. 환자의 깊은 정서적, 심리적 격변은 심장 이식 수술을 겪어 내고 살아남은 극단의 경험에 대한 매우 정상적이고 건강한 반응입니다.

하지만 이것으로 피어솔 박사가 환자로부터 들은 것을 완전히 설명할 수는 없습니다. 『심장 코드』에서 피어솔 박사는, 평생을 공장에서 일하고 인종 차별적 신념을 지지하며 오페라나 클래식 음악 같은 소위 교양 있는 사람들의 문화에는 관심조차 없던 한 중년 백인 남성의 이야기를 들려줍니다. 이 남자는 익명의 기증자로부터 새 심장을 받게 됩니다. 이후 몇 주, 몇 달이 지나 그 남자가 회복하는 과정에서 아내는 그에게서 일어나는 상당한 변화를 목격하기 시작합니다. 그녀는 자신의 남편이 거의 다른 사람처럼 느껴진다고 묘사하였습니다. 그는 단순히 심장 이식을 받은 경험에 안도하고 감사하며 동요한 것이 아니었습니다. 그는 주로 아프리카계 미국인들이 자주 다니는 장소에 어슬렁거리며 많은 시간을 보내기 시작했습니다. 그리고 이전에는 기피하면서 어떠한 공통 관심사도 찾지 못했던 아프리카계 미국인 동료들과도 친구가 되었습니다. 그는 심지어 다르게 걷는 것처럼 보였습니다. 그리고 마침내, 주로 몰래, 클래식 음악, 특히 바이올린 협주곡을 듣기 시작했습니다.

몇 달 동안 이 남자는 이전 자신의 모습과 변해 버린 현재의 모습 사이에서 갈등하면서 이러한 성격 변화를 숨겼습니다. 필연적으로, 심경의 변화가 현저해지면서 그는 새로운 삶, 새로운 본질을 받아들이게 되었습니다. 너무나 궁금했던 그 남자와 그의 아내는 기증자의 신원을 조사하기 시작했습니다. 그들은 기증자가 공부하러 가는 길에 총에 맞아 살해된 젊은 아프리카계 미국인 남자라는 것을 알게 되었습니다. 이 사실이 그들에게는 신비롭고도 흥미로웠습니다. 하지만 수년 후 그들이 더 자세한 내용을 알게 되었을 때는 이 모든 것이 깊은 경외감으로 다가왔습니다. 그 젊은이는 클래식 바이올린 연주자가 되기 위해 다니던 음악 학원으로 가던 길에 총에 맞아 사망한 것이었습니다.

이와 유사한 이야기는 많이 있습니다. 그리고 기증되는 장기는 흔히 건강하다가 뜻밖의 죽음을 겪은 사람들로부터 오기 때문에, '그들(심장 기증자)'이 사망한 당일 어떻게 사건이 전개되었는지에 대한 당사자만 알 수 있는 지식을 바탕으로 심장 수혜자가 범죄를 해결하는 데 경찰에 도움을 주었던 사례도 있었습니다. 수혜자는 물론 거기에 없었고, 이전 심장의 '주인'을 만나거나 그에 대해 들어 본 적이 없었고, 또한 사건이 어떻게 발생했는지 알 수 있는 어떤 '지상적인' 방법도 없었습니다. 그러나 그 사람은 (어찌된 일인지) 수사관들을 위한 단서로서 정확하고 검증 가능한 세부 정보를 제공할 수 있었습니다.[62]

『심장 코드』에서 피어솔 박사는 이식받은 환자들이 새로운 심장에 적응할 수 있도록 돕는 자신의 접근 방식은 환자들이 의식적이고 논리적인 이유에 몰두하는 것을 멈추고, 실제적인 현재의 경험을 통해 그저 '흐르도록' 하는 것이라고 설명합니다.

우리 대부분은 이런 경험을 해 본 적이 있습니다. 마음이 끊임없이 작동하면서 분석하고, 생각하고, 걱정하고, 계획할 때의 의식 상태와, 비록 드물기는 하지만 마음의 끊임없는 술책들이 사라진 것처럼 보일 때 그 순간 안에 머무르면서 단지 존재한다는 것을 느끼게 되는 그 심오한 순간과의 차이를 우리는 알고 있습니다.

피어솔 박사는 유의미한 방식으로 이러한 결과를 달성할 수 없었던 일부 이식 환자들에 대해서도 이야기합니다. 그 환자들은 어떤 새로운 기억 또는 '본질'을 가지고 있지 않은 것처럼 보입니다. 이러한 환자들 대부분은 이식 후의 현실에 대응하기 위한 분투를 결코 멈추지 않습니다. 자연스럽게, 또는 피어솔 박사와의 상담을 통해 새로운 기억과 새로운 본질을 인정하거나 수용하는 환자들은 보통 건강에 있어서 아주 좋은 결과를 얻습니다. 그 시점에서 많은 환자가 자기 심경의 변화를 비롯해 완전히 새로운 삶을 한껏 기뻐하고 즐기게 됩니다.

이러한 변화는 신장, 간, 또는 폐 이식 환자에게서는 관찰되지 않았습니다. 오직 새로운 심장을 통해서만 새로운 '인격'을 가지게 되는 것 같습니다. 그리고 이 새로운 인격은 그것을 억제하거나 수용하는 것 사이에서 선택할 수 있는 자유와 함께 다가옵니다. 그것을 억누른 사람들의 남은 생은 엄청난 투쟁과 갈등으로 가득한 경우가 많습니다. 이러한 심경의 변화를 받아들이기로 선택한 다른 사람들은 그것에 따라 흐르며, 비록 두렵기는 하지만 그것이 자신들을 어디로 데려갈지 기대합니다. 비록 이런 현상이 심장 이식을 받은 환자들 사이에서는 극적인 경험으로 다가오겠지만, 우리 가운데도 이와 같은 경험을 하지 않은 사람이 있을까요? 만성 질환이나 사고처럼 비극적이고 충격적인 또는 섬뜩한 경험을 한 후 자신이 이미 알고 있는 삶, 즉 익숙해서 편하지만 더 이상 자신에게 맞지 않을 수도 있는 삶을 필사적으로 고집하거나, 아니면 오직 자신 안의 강력한 무엇, 자신의 심장 안에 살고 있는 그 무엇, 미지의 방향으로 두려움 없이 나아갈 수 있는 용기를 주는 그 무엇인가에 인도되는 두렵고 막연하지만 너무나 기쁘고 즐거운 믿음, 이 두 가지 갈림길에서 선택을 해야 하는 순간을 마주하게 됩니다.

아내 린다를 만났을 때 나는 마치 새 심장을 얻은 것과도 같았습니다. 그녀는 내가 존재하는지도 몰랐던 정말로 이해할 수 없는 곳에서 온 선물이었습니다. 하지만 나에게도 선택의 여지가 있었습니다. 이 새로운 현실을 중심으로 내 삶의 방향을 바꿀 수도, 방해받지 않기로 선택할 수도 있었습니다. 왜냐하면 새로운 길에는 너무 많은 불확실성과 미지의 영역이 앞에 놓여 있었기 때문입니다. 나는 이런 선택, 믿음의 도약을 할 수 있는 용기를 주는 것이 사랑이라고 믿습니다. 그리고 사랑을 찾은 곳에서 우리는 필연적으로 심장을 발견하게 될 것입니다. 심장은 우리 존재의 핵심이며, 우리 본질의 수호자입니다.

심장이 사랑과 무슨 상관이 있을까요? 심장 전문의에 따르자면 아마도 아무런 연관성이 없을 것입니다. 심장은 미세하게 신경이 분포된 하나의 특별한 근육입니다. 그들에게 심장은 이러한 물리적인 측면 외에 아무 것도 아닙니다. 심장을 해부해 보면 사랑이라고 부를 수 있는 것은 없습니다. 태양 중심적, 현대적, 과학적, 정량적, 이중 맹검 연구, 기계론적 패러다임은 심장과 사랑 사이에는 아무런 관련이 없다고 말합니다. 그럼에도 불구하고 수세기 동안 문화를 초월하여 수많은 사람(시인, 작가, 연인, 어머니, 아버지, 어린이, 심지어 과학자까지)이 사랑을 경험했고 그것을 심장과 연결합니다. 무슨 일일까요? 진실은 어디에 있을까요?

나는 사랑을 간단명료하게 정의하거나 특징 지울 수 없습니다. 그러나 사랑이 다른 어떤 감정보다도 우리의 본질적인 자아와 관련되어 있다는 것을 압니다. 당신은 피상적인 방식으로 무언가를 사랑하지 않습니다. 피상성과 사랑은 상호 배타적입니다.

그러면 우리의 본질적인 자아란 무엇을 의미하는 것일까요? 자신이 공원에서 노는 어린아이라고 상상해 보십시오. 그런 다음 자신을 10대로, 젊은 성인으로, 그리고 느리고 뻣뻣한 걸음걸이로 걷는 중년 또는 노인으로 상상해 보십시오. 당신이 아직 노년에 도달했는지 아닌지는 중요하지 않습니다. 물리적으로, 여러분 몸속의 세포들(과학자들과 의사들이 '믿고 있는' 그러한 것들)은 각각의 나이대에 따라 다릅니다. 이는 시간이 지남에 따라 여러분의 몸이 세포들을 교체하기 때문입니다. 공원에서 노는 어린아이와 천천히 그리고 조심스럽게 걷는 노인 사이에는 그 어떤 것도 동일한 것이 없습니다.

그럼에도 우리 모두는 각자의 삶을 관통하는 하나의 끈, 즉 본질이라는 것이 있음을 압니다. 우리는 과거의 아이 시절과 미래의 노년 시기 사이에 연결성이 있음을 압니다. 쉽게 하는 말처럼 들리지 않으면서도 한 사람의 본질을 잘 설명하는 것이 불가능하긴 하지만, 나는 모차르트의 본질(그가 그렇게 많은 것을 우리에게 줄 수 있었던 이유)은 그의 천재적인 음악성과 그의 미성숙함 사이의 긴장과 관계 있다고 생각합니다. 타이거우즈

Tiger Woods의 본질은 신비에 가까운 골프와의 연결과 유년기의 상실에서 오는 자연스러운 결과와 관련이 있습니다. 도스토옙스키Dostoevsky, Fyodor Mikhailovich의 본질은 정의 및 자유와 관련이 있었습니다. 그러한 생각, 깊이 간직된 신념은 그가 평생 동안 글로 쓰고 행동하는 모든 일에 스며들어 있었습니다. 나에게 있어 나의 본질은 쉽게 주어지는 답변들에 대해 느끼는 깊은 불편함과 문제의 핵심을 파악하고자 노력하는 것과 관련이 있습니다. 그것이 내 삶 전체를 함께해 온 본질입니다. 이 본질은 태어나면서 또는 태어나기 전에 찾아와서 적어도 죽는 날까지 우리와 함께하는 것처럼 보입니다.

이러한 본질은 우리가 공간적으로 우리 자신을 부르는 방식에서도 드러납니다. 만약 당신이 자신을 가리키는 손짓을 할 때 발을 가리키며 "이것이 나입니다."라고 말하지 않습니다. 성기나 복부나 엉덩이나 심지어 머리를 가리키며 "이게 납니다."라고 하지 않습니다. 한번 시도해 보세요. 이상하고 뭔가 잘못된 느낌이 듭니다. 이제 손으로 당신의 심장을 가리키며 '여기에 내가 살고 있구나.'라고 느끼는지 확인해 보십시오.

과학적이지 않을 수도 있습니다. 하지만 분명 실제적인 경험입니다. 그리고 또 다른 질문이 있습니다. 여러분은 자신의 인식 방식을 신뢰하는가요? 다른 사람들과 연결되어 있다는 것을 느끼고 싶을 때 여러분은 상대를 발로 끌어안나요, 아니면 엉덩이를 붙이나요, 아니면 머리를 맞대고 있나요? (어린아이나 사랑하는 반려동물과 그렇게 한번 해 보세요. 난 아주 이상하고 잘못된 느낌이 들 것 같습니다) 그렇게 하지 않습니다. 여러분은 사랑하는 사람을 가슴에 안습니다. 우리는 깊은 연결성을 우리의 가슴으로 표현하고자 하는 본능을 가지고 있습니다. 물론 인체 해부학적으로 보았을 때 우리의 양팔이 다른 곳보다는 가슴 쪽에 닿는 것이 수월하다는 그런 사실을 훨씬 더 넘어서 말입니다. 심장 전문의들조차도 자녀들이 슬프거나 상처받았을 때 엉덩이로 안지 않습니다.

깊이 간직한 신념을 전하고 싶을 때 우리는 심장과 비슷한 크기와 모양으로 움켜쥔 주먹을 심장 위에 얹습니다. 우리는 그 주먹을 머리나 배 위에 두지 않습니다.(이번에도 한번 시도해 보고 어떤 느낌인지 확인해 보십시요) 감정적인 연결을 만들고 싶을 때, 깊은 감정을 전달하고 싶을 때, 또는 우리가 인간으로서 '본질'을 다루고 있다는 것을 보여 주고 싶을 때, 우리는 경험상 우리의 심장을 떠올립니다.

사랑은 필연적으로 우리 존재의 가장 깊은 부분, 즉 우리의 본질을 포함합니다. 어느 누구도, 심지어 우리 중 가장 냉소적인 사람이라도 "나는 당신을 온 발로 사랑합니다.", "내 뇌는 당신을 매우 사랑합니다.", 더 심하게는 "내 성기는 당신과 사랑에 빠졌습니다."라는 말을 듣고 싶어 하지 않습니다. 아무도 그런 말을 듣고 싶어 하지 않습니다. 우리는 오직 마음(심장)의 표현만을 의미 있는 것으로 받아들입니다.

본질과 마찬가지로, 자유 또한 사랑을 정의할 때 반드시 포함됩니다. 자유가 사랑이 되기 위해서는 당신 곁에 함께 있고, 당신을 위해 싸우고, 당신을 보호하고, 그리고 당신을 보살피는 것이 스스로 자유롭게 선택한 길이라는 것을 당신에게 이야기해 주고, 더 중요하게는 이것을 행위를 통해 당신에게 보여 주어야만 합니다. 선택의 여지가 없어서 혹은 누군가 내 머리에 총을 거누어서, 아니면 아버지를 감동시키기 위해, 경제적으로 가장 바람직한 선택이어서 누군가를 사랑하는 것, 이런 것들은 사랑이 아닙니다. 이런 종류의 '사랑'은 지속되지 않거나 최악의 고문이 됩니다. 사랑을 위해서는 선택이 있어야 합니다. 더 정확하게 말하자면, 필연적인 선택이 반드시 있어야만 합니다. 그것은 마치 세상이 어떻게든 당신에게 가능성을 제시하지만 당신은 결국 그 길을 따를 수밖에 없는 것과 같습니다. 마치 당신의 뇌가 뭐라고 말하든 내면의 강력한 무언가가 당신을 그 길로 인도하는 것처럼 말입니다.

마치며

생명을 이해하는 방법은 여러 가지가 있습니다. 나는 생명을 하나의 음악 작품으로 생각하는 것을 좋아합니다. 작품 시작 부분에서 중심 테마를 알리고, 이 테마를 조금 더 연주하고, 그런 후 이제 해당 조key에서 가능한 한 많은 아이디어를 계속 탐구해 나갑니다. 작품이 진행되면서 명확성과 정교함, 그리고 대담함이 증대되고 중심 테마 안으로 더욱더 깊이 파고들게 됩니다. 그 와중에도 결코 연결성을 잃어버리지 않고 중심 테마로부터 크게 벗어나지 않으면서 연관된 아이디어를 계속 찾아갑니다. 피날레에 다가갔을 때, 그리고 만약 모든 것이 잘 진행되었다면 작품의 아이디어에 대한 어떤 해결점에 도달하게 됩니다. 만약 운이 좋다면 여러분은 평생을 씨름해 온 주제에 대해 일종의 평화나 조화, 또는 수용을 발견하게 될 것입니다.

나는 아직은 피날레에 너무 가까이 있지 않기를 바라지만, 이 책이 나에게는 그 해결점이었고 심장을 이해하는 것은 중심 테마였습니다. 60대에 접어들어 앞으로도 심장에 대해 더 많이 배우고 이해하기를 희망하지만, 나는 이 책을 통해 지금 내가 어디까지 왔는지 돌아보는 시간을 가진 것 같습니다. 손주들(벤, 샘, 그리고 아미야)의 존재는 내 안의 그런 감정을 더욱 강하게 불러일으켰습니다.

벤은 첫 손자로 딸 몰리와 사위 앤드류 사이에서 난 첫째 아이입니다. 린다는 벤이 아직 어린아이일 때 몰리의 이사를 돕기 위해 뉴햄프셔로 가서 나보다 벤을 먼저 만났습니다. 벤에게 푹 빠져 집으로 돌아온 린다는 벤이 자기를 향해 (마치 관심을 끌거나 또는 어떤 식으로든 상호 작용을 하려는 것처럼) 미소 짓는 모습을 보기 위해 자주 벤을 바라보곤 했다고 했습니다. 벤을 만났을 때 나는 첫눈에 사랑하게 되었습니다. 나는 부모가 되는 것과 조부모가 되는 것 사이에 얼마나 큰 차이가 있는지 알게 되었습니다. 조부모가 되면 기대도 불안도 크지 않습니다. 손자들이 올바르게 행동하는지 또는 살면서 기대치를 잘 충족하는지에 대해 걱정하지 않습니다. 오히려 순수한 기쁨을 만나는 것과 같습니다.

벤이 두 살 반이었을 때, 몰리와 손자들은 앤드류가 일 때문에 집을 떠나 있는 동안 우리와 함께 샌프란시스코에서 한 달을 보냈습니다. 내가 일을 마치고 집에 돌아오면 문이 열리는 소리를 듣자마자 가지고 놀던 블록들을 놓고 벌떡 일어서서는 "할아버지 오셨어요!"라고 소리칩니다. 벤은 내 두 팔 안으로 달려들었고 우리는 웃으면서 포옹했습니다. 그런 다음 내 손을 잡고 자신의 농장을 보여 주었습니다. 그런 벤에게 나는 '작은 선물'을 주곤 했는데 대개는 설압자tongue depressor였습니다.(우와, 새로운 검이다!) 벤과 나는 벤이 블록으로 짓고 있는 농장에서 함께 일하고, '진짜' 정원에서 물을 주고, 저녁 식사에 쓸 야채를 따고, 때로는 닭과 벌레에게 먹이를 주기도 했습니다.

일상을 산다는 것, 그것은 사람으로부터 사람으로 선물이 흘러가는 것이었습니다. 벤과 샘이 집에 갈 시간이 되었을 때 나는 많이 울었습니다. 조부모가 되는 것은 우리가 인생에서 받을 수 있는 마지막이자 최고의 선물일 수 있습니다. 그것은 어떤 의미에서 대개는 사라져 버린 어린 시절의 기쁨과 흥분을 다시 우리의 삶에 연결시킵니다. 물론 손주들은 성장할 것이고 자연스럽게 독립적인 삶에 점점 더 관심을 갖게 되면서 이 노인에 대해서는 안부를 궁금해하기 시작하겠지요. 그러나 지금은 린다와 함께 지내고, 정원을 가꾸고, 환자에게 그들의 삶에 대해 묻고, 손주와 함께 블록으로 농장을 짓는 이 놀라운 선물의 흐름 속에 살고 있지만 앞으로는 어떨지 여러 가지를 재고하지 않을 수 없습니다. 그리고 어떤 방안을 제시하는 것이 좀 꺼려지기는 하지만, 심장을 돌보는 것에 대해 내가 알고 있는 것을 다음과 같이 전합니다.

- 좋은 음식을 드십시오. 오직 좋은 음식만.『영양이 풍부한 전통』요리책부터 시작해서 천천히 조절해 나가 보세요.
- 오직 좋은 물, 즉 순수하고 미네랄이 함유된 구조화된 물을 드십시오. www.dancingwithwater.com을 방문해서

더 자세히 살펴보세요.

- 가능한 한 많은 양의 햇빛을 받으세요.(화상 없이)
- 특히 해변, 호수, 강, 그리고 바다에서 가능한 한 맨발로 땅 위를 걸으세요. 물속에서 맨발로 노는 것도 좋습니다.
- 가능한 한 많은 생명체가 건강을 되찾을 수 있도록 노력하세요. 여기에는 식물, 동물, 산, 들판, 강, 호수, 관계, 그리고 다른 사람들이 포함될 수 있습니다. 우리 주변의 모든 것은 살아 있습니다. 당신이 관심을 갖고 있는 생명체를 찾아 양육하고, 그들의 안녕을 책임지는 사람이 되세요. 그들을 사랑하고, 보호하고, 그들을 위해 싸우고, 돌보세요.

마지막으로, 당신이 해야 할 가장 중요한 것은 당신이 갖고 있는 대부분의 믿음을 벗어던지는 것입니다. 소위 절실한 믿음도 마찬가지입니다. 어떤 제도나 추상적 개념(즉, 국가, 애국심, 자본주의)도 믿지 않도록 주의하십시오. 당신이 전해 들은 것과 달리 당신의 심장 속에서 진실이라고 알고 있는 것이 무엇인지 스스로에게 물어보십시오. 유일한 앎은 당신의 심장에서 비롯됩니다. 이러한 벗어 던지기가 충분히 연습되고 습관이 되었을 때 가끔씩은 뒤돌아서 누가 있는지, 무엇이 있는지 살펴보십시오. 이 사람과 무엇이 당신의 심장을 움직인다면(당신은 알게 될 것입니다), 여러분은 이것을 당신 삶의 일부로 만들기 위해 어떤 일도 서슴지 않아야 합니다.

부록

코완이 추천하는 심장을 위한 식이 요법

모든 합리적인 치료는 치료 대상의 원인에 대한 철저한 이해에서 출발해야 합니다. 심장 질환과 관련해서, 우리가 식이 요법을 통해 영향을 미칠 수 있는 가장 중요하고 근원적인 문제는 혈관의 염증입니다. 플라크가 혈관에 축적되는 이유에 대한 현재 이론은 플라크가 동맥에 생기는 만성 염증에 대한 치료적 반응이라는 것입니다. 이러한 염증 반응은 7장에서 논의된 대사 증후군의 징후 중 하나입니다. 식이 요법은 대사 증후군을 역전시키는 핵심 요소입니다. 내가 조언하는 식이 요법은, 여러분에게 먹어야 하거나 또는 먹지 말아야 하는 음식의 목록을 제공하기보다는, 여러분이 자신에게 적합한 식단을 스스로 구성하고 신진대사가 더 건강하게 이루어질 수 있도록 도와주는 건강한 원칙을 찾는 것입니다. 이 원칙을 적용하는 방법으로 몇 가지 샘플 메뉴를 마지막에 첨부했습니다. 코완의 심장을 위한 식이 요법Cowan Heart Diet에는 6가지 원칙이 있습니다.

첫 번째 원칙_ 질 좋은 음식
첫 번째로 코완의 심장 식이 요법은 음식의 좋은 질을 기반으로 합니다. 당신이 먹는 모든 음식은 가능한 한 최고의 질이 보장되어야 함을 의미합니다.(여유가 되는 선에서 구입 가능한 최선의 음식) 음식의 질을 평가할 때 지침이 되는 원칙은 간단합니다. 그 원칙은 바로 우리가 먹으려는 생명체는 그 생명체가 가장 건강하게 잘 자랄 수 있는 방식으로 길러진 것이어야 한다는 것입니다. 즉, 먹기에 가장 건강한 닭이란 닭에게 가장 최상인 방식으로 길러진 것을 의미합니다. 병든 동식물을 먹는다면 결코 건강을 얻을 수 없습니다. 이렇게 본다면 합리적인 의사 결정은 상당히 간단해집니다. 우선 간단한 질문으로 시작합니다. 당근, 닭, 또는 연어 같은 생명체들은 어떤 조건에서 잘 자랄까요? 다음은 경험을 통해 알게 된 몇 가지 규칙입니다.

동물성 음식 동물성 음식을 선택할 때는(육지, 바다 모두) 그 동물의 특성에 가장 적합한 방식으로 자란 것을 선택하십시오. 소는 목초지에서 자랄 때 가장 건강합니다. 물고기는 바다, 호수, 또는 강에서 자유롭게 먹이를 찾을 수 있을 때 가장 건강합니다. 닭은 들에서 땅을 긁어 먹이를 찾아야 하고, 돼지는 주둥이로 숲을 헤집는 시간이 필요합니다. 동물들이 고유한 본성을 자유롭게 표현하며 살게 하는 것은 이 동물들의 희생을 기리는 것일 뿐만 아니라 우리가 건강한 동물을 먹고 있음을 보장받고 생태계가 제 기능을 하는 데에도 기여하게 됩니다.

씨앗 음식 이 범주에는 씨앗, 견과류, 곡물, 그리고 콩류가 포함됩니다. 아몬드 나무가 선호하는 것과 선호하지 않는 것을 내가 이해한다고 결코 말할 수는 없지만, 모든 식물이 관행 농업에서 이루어지는 단일 작물 환경이 아닌 다양한 생태계 안에서 함께 자라는 것을 '즐긴다'라고 상상해 볼 수는 있을 것입니다. 내가 아는 훌륭한 한 생명역동농법 농부는 '채소에게 아름다운 볼거리를 주기 위해' 항상 모든 채소밭에 허브나 꽃을 하나둘 심습니다. 어떤 사람들은 채소에는 눈이 없기 때문에 이것은 터무니없다고 말할 것입니다. 그러나 우리는 생물 다양성이 회복력과 관련이 있고, 다양한 식물을 함께 재배하는 것이 해충을 퇴치하고 식용 식물의 건강을 보장하는 좋은 방법 중 하나라는 것을 알고 있습니다. 영속 농업 먹거리 숲permaculture food forest 개념은 견과류 나무와 다른 식용 작물을 함께 키우면 일종의 하층 식생으로 작용하여 토양과 나무의 건강을 향상시키고 수확량도 극대화할 수 있다고 알려 줍니다. 이러한 이유에서 씨앗 음식은 가능한 한 다양하고 유기적이며 생명역동농법이나 영속농업 환경에서 재배되어야 합니다. 씨앗을 음식으로 요리하기 전 준비 과정으로 12~24시간 동안 물에 담가 두거나 싹을 틔우면 휴면 상태에서 유지하고 있던 일부 항영양소를 분해합니다. 씨앗, 견과류, 곡물, 그리고 콩류는 이런 준비 과정을 거치면 요리하기 쉽고, 맛도 좋고, 소화도 잘 됩니다.

야채와 과일 일반적으로 과일과 야채는 대략 야채 80%, 과일 20%의 비율로 섭취해야 합니다. 다시 말하지만 이러한 음식들은 모두 지속 가능한 방식으로 재배된 것이어야 합니다. 이 부분은 두 번째 원칙에서 더 자세히 다루고 있습니다.

두 번째 원칙_ 야채 먹는 법

전통을 따르는 사람들의 건강한 식단에 대한 기록과 2년 동안 스와질란드 시골에서 생활한 경험, 그리고 미국 농무부(USDA) 지침을 바탕으로 나는 건강에 관심이 많은 미국인들조차 야채 섭취에 있어서는 진정 메마른 음식 사막에 살고 있다는 결론에 도달했습니다. 전통적인 식단을 따르는 사람들은 대개 다양한 야채를 엄청나게 많이 먹습니다. 이 다양한 야채에는 많은 뿌리 채소, 다양한 유형의 잎, 그리고 호박류 같은 '과일 채소'가 포함됩니다. 북부 캘리포니아의 미웍Miwok 부족은 1년에 야채를 120여 종 소비합니다. 다년생도 있고 일년생도 있고, 정원에 심기도 하고 또 숲에서 채집하는 것도 있습니다. 그들은 자신들이 사냥하는 동물들을 위해 충분한 서식지를 보존할 뿐 아니라 식단에 야채가 적절하게 공급될 수 있도록 살고 있는 땅 전체를 돌보고 있었습니다.

미국의 일부 지역에서는 내가 추천하는 동물성 음식, 곡물, 씨앗, 견과류 및 콩의 건강한 공급원에 접근할 수 있습니다. 하지만 심지어 내가 살고 있는 음식이 풍부한 샌프란시스코 만 지역Bay Area에서도 120가지 종류의 다양한 야채를 접하기는 거의 불가능합니다. 특히, 거의 모든 사람이 충분한 양의 다년생 채소를 섭취하지 못하고 있습니다. 다년생 채소는 뿌리 체계가 광범위해 토양을 '고갈mine'시킬 수 있어(mine을 '고갈시키다'와 '지뢰를 매설하다'라는 중의로 사용함) 일년생 식물들은 그러한 토양으로부터 필요한 영양분을 얻기 쉽지 않습니다.

또한 다년생 식물은 흔히 자신과 동일한 계통의 일년생 식물보다 더 강력한 방어 체계를 발달시킵니다. 이는 질병과 동물들의 포식으로부터 자신을 보호하기 위해 방어용 화학 물질을 풍부하게 생산한다는 것을 의미합니다. 이러한 동일한 방어 기능은 이 식물을 먹는 동물이 질병을 예방하는 데도 도움이 됩니다. 예를 들어, 신선초(당귀속)는 줄기에 화학적 항암 물질인 칼콘을 함유하고 있습니다. 건강한 식단을 위해 식물학자나 생화학자가 될 필요는 없습니다. 그러나 다양한 채소를 섭취하는 원리는 이해해야 합니다. 이것은 하루에 최소 5~10가지의 다양한 채소를 소량 섭취하는 것을 의미합니다. 일상적으로는 매일 녹색 채소(잎), 적색/주황색 채소(당근, 비트, 호박), 흰색 채소(양파, 리크, 마늘), 그리고 보라색/검정색 채소(나무 콜라드, 인디고 애플 토마토)를 섭취해야 합니다. 그리고 뿌리 채소, 잎 채소, 과일 채소(호박, 애호박, 피망)와 일부 일년생 채소를 포함해야 합니다. 더 자세한 지침은 소책자 『야채를 더 많이 먹는 방법(그리고 그 이유)How(and Why) to eat more Vegetable』를 참조하십시오.

세 번째 원칙_ 간헐적 단식

평생 매일 8시간마다 식사를 한다고 상상해 보십시오. 자기 직전에, 그리고 아침에 일어나자마자 음식을 먹습니다. 그런 다음 하루 종일 일정한 간격으로 계속 먹습니다. 신진대사와 호르몬의 측면에서 보았을 때 어떤 일이 발생할까요?

평생 동안 당신은 배가 부르거나 동화 작용의 상태에 있게 될 것입니다. 즉, 이때 신체에서는 특히 인슐린과 같은 호르몬을 생성하게 되어 '배가 부르다'는 신호를 보내고, 초과분은 지방으로 저장하게 됩니다. 이것이 계속되면 음식의 내용이나 질에 상관없이 날마다, 해가 갈수록 점점 더 몸이 비대해질 것입니다. 높은 인슐린 상태는 비만, 고혈압(인슐린이 체액 저류를 유발하여 혈관에 더 많은 압력을 가함), 관절염(인슐린이 염증을 유발), 당뇨병, 그리고 다른 퇴행 징후들과 결합하여 본격적인 대사 증후군으로 이어질 것입니다. 자연은 우리를 위한 다른 계획을 가지고 있습니다. 그 계획 중 하나가 우리가 아플 때 잠을 자고 금식하는 이유입니다.

우리의 몸은 12시간 동안 음식을 먹지 않을 때, 먼저 음식 안에서 혈당을 정상 범위 내로 유지시키는 성분을 다 쓰고, 다음으로 쉽게 구할 수 있는 혈당 공급원인 간에 저장된 전분(글리코겐)을 다 쓰도록 설계되었습니다. 12시간이 지나면 신진대사/호르몬 상태가 바뀌고 이화 또는 분해 단계로 전환됩니다. 이화 상태에서 생성되는 주요 호르몬은 인슐린 길항제인 글루카곤입니다. 글루카곤은 지방 저장소의 동원 및 분해와 전환을 촉진시켜 혈당 저하를 막기 위한 다음 방어선이 됩니다. 이러한 일시적 금식 상태를 유지하면 신체는 우리가 어떤 음식을 찾는 데 심리적으로 육체적으로 더욱 집중하도록 우리의 심장, 뇌, 그리고 근육으로 더 많은 혈류를 이동시킵니다. 글루카곤과 이러한 이화 작용 상태에 수반되는 일련의 사건들은 신체 내 모든 곳의 염증을 감소시킵니다. 또한 지방 세포를 전환시켜 저장된 독소를 제거할 수 있습니다. 뇌로 가는 혈류가 증가하면 우리는 더 기민하고, 집중하고, 예리해집니다.

동맥 플라크 침착 또는 관절 칼슘 침착과 같이, 침착과 관련된 불균형으로 고통받는 사람은 정기적으로 이러한 일시적 이화 상태를 가지는 것이 도움이 됩니다. 자연과 우리의 몸은 너무나 정교해서 이러한 이화 상태에서 더 많은 시간을 보내는 것이 필요합니다. 그렇게 하지 못할 때, 이것이 우리가 병에 걸리는 한 가지 이유가 됩니다. 만약 우리가 간헐적 단식을 통해 이 일을 의식적으로 하지 않는다면 우리 내면의 지혜가 우리를 대신해 이 일을 할 것이라는 겁니다. 우리는 아프게 되고, 먹는 것을 중단하고, 체온을 높이고, 저장된 독소를 씻어 내고, 그러고 나서 다시 일어설 것입니다. 만성 침착 질환, 또는 반복되는 급성 질환으로 인한 정신적으로 혼탁한 삶을 살기보다 우리는 간헐적 단식을 통해 문제를 스스로 해결할 수 있습니다. 간헐적 단식은 간단합니다. 즉 어떤 음식도 없이, 특히 단백질이나 탄수화물이 함유된 어떤 음식이나 보충제 없이 12시간 이상을 보내는 것을 의미합니다.(코코넛 오일, 기버터, 버터와 같은 순수 지방은 앞에서 설명한 호르몬 현상을 변화시키지 않습니다) 12시간 후에는 글리코겐이 고갈되고 지방이 연소되기 시작합니다. 만약 간헐적 단식을 17~18시간, 일주일에 하루에서 6일까지 확장한다면, 여러분은 지방을 태우고, 체중을 줄이고, 당뇨병을 역전시키고, 혈압을 낮추고, 염증을 줄이고, 정신적 명료함을 증가시키는 강력한 전략을 갖게 됩니다. 많은 보고에 따르면 이것은 가장 효과적인 노화 방지 전략이기도 합니다.[63]

이렇게 하려면 이른 저녁을 먹고 오후 6시까지는 식사를 끝내야 합니다. 평소처럼 잠자리에 들고 아침에 일어나십시오. 그런 다음 아침을 먹는 대신 맹물을 마시고 대략 정오까지 다소 활발한 활동(나는 정원 가꾸기를 선호합니다)을 하십시오. 정오에서 오후 6시 사이에 질 높은 음식을 먹습니다. 시간이 지남에 따라 긍정적인 효과를 느낄 것이고, 그 행복감을 느끼기 위해 금식하는 날을 갈망하기 시작할 것입니다. 간헐적 단식은 탄탄한 건강을 원하는 거의 모든 사람에게 효과가 있는 아주 간단한 시도 가운데 하나입니다.

네 번째 원칙_ 다량 영양소 구성

다량 영양소의 구성은 우리 음식의 세 가지 주요 성분인 지방, 단백질, 그리고 탄수화물과 관련이 있습니다. 일반적으로 말하자면, 탄수화물은 에너지 생산에 사용되고, 단백질은 우리 몸의 구조적, 기능적 구성 요소인 단백질과 효소를 만드는 원료로 사용되며, 그리고 지방은 염증 조절, 호르몬 생성, 2차 또는 예비 연료원으로 사용됩니다. 어쨌든 이것이 우리가 생화학 수업에서 배우는 방식입니다. 특히 지방은 우리의 심장과 뇌를 위한 최고의 연료 공급원이라는 것이 케톤 생성 식단과 신경계 질환에 대한 연구로 인해 분명해지고 있습니다.[64] 심장과 뇌는 인체에서 가장 많은 연료와 산소를 소비하는 기관이기도 합니다.

루돌프 슈타이너는 의학에 대해 저술한 자신의 유일한 책(『정신과학적 인식에 따른 의술 확장을 위한 기초』 GA27 푸른씨앗 2022)에서 퇴행성 질환을 예방하고 치료하는 데 지방의 섭취가 중요한 역할을 한다고 했습니다. 또한 동물의 지방(즉, 버터)은 인간에게 필요한 온기를 만들고, 퇴화와 노화를 막는 데 가장 효율적이라고 제안했습니다. 온기에 대해 말할 때 우리는 심장의 영역에 있는 것입니다. 왜냐하면 온기를 만드는 것은 심장이고, 지방을 연료로 우선적으로 사용하는 것도 심장이기 때문입니다. 나는 심장 질환 환자에게 저지방 식단을 권장하지 않습니다.

풀을 먹고 자란 소의 우유로 만든 버터 또는 기버터, 그리고 최고 품질의 코코넛 오일은 매 끼니마다 함께 섭취해야 하며, 필요한 경우 단식 기간 동안 끼니 사이의 연료 공급원으로 사용하면 좋습니다. 탄수화물 섭취량을 낮추면서 풍부한 지방을 활용하면 우리는 결국 지방에 적응하는 상태가 됩니다. 과학적으로 정의하기는 어렵지만 이 상태는 섭취한 지방을 적절한 양의 혈당으로 빠르게 전환할 수 있는 시점을 나타냅니다. 이 적응력은 사람마다 크게 다르기 때문에 나는 환자에게 탄수화물 섭취 원칙과 범위를 제공하지 않습니다. 그 원칙과 범위는 여러분이 음식에서 에너지를 얻는 방법 안에서 더 많은 유연성을 가질 수 있습니다.

대부분의 미국인은 양질의 지방과 채소를 통해 얻는 소량의 복합당이 아니라, 하루 종일 일정한 간격으로 정제된 탄수화물로부터 에너지를 얻는 간편하지만 해로운 경로를 택합니다. 며칠 동안 모든 탄수화물 섭취를 중단하고 몸이 어떻게 느끼는지를 보면 여러분이 지방에 얼마나 적응했는지 평가할 수 있습니다. 대부분의 사람이 지방에서 에너지를 얻는 신진대사를 수행할 수 없기 때문에 무기력하고, 에너지가 떨어지고, 몸이 편치 않게 느껴질 것입니다.

내가 즐겨 사용하는 전략은 탄수화물을 점진적으로 줄이면서 동시에 풀을 먹고 자란 소의 젖으로 만든 버터나 기버터, 그리고 코코넛 오일의 양을 점진적으로 늘리는 것입니다. 정제 설탕과 단순당을 끊으면서 서서히 좋은 지방을 식단 안에 추가합니다. 여기에 적응하면, 특히 에너지와 관련해 몸이 어떻게 느끼는지를 관찰하면서 이제 탄수화물이 포함된 야채와 과일의 양을 조절합니다. 몸이 무기력하면 탄수화물이 풍부한 과일과 채소를 더 많이 먹습니다. 에너지가 좋은 상태라면 깨끗한 지방을 연료로 사용하는 것에 적응하고 있다는 의미입니다. 매일 조금씩 조절해 나가면서 탄수화물은 항상 몸이 느끼기에 필요한 양만큼 섭취하도록 노력하십시오. 이 식단은, 내 경험상 필요하지도 유익하지도 않은, 케톤 생성 식단이 아닙니다. 우리는 식단에 약간의 탄수화물이 필요하며, 그리고 탄수화물을 함유한 음식에 들어 있는 영양소가 필요합니다. 그러나 우리는 또한 신진대사의 유연성, 즉 지방을 연료로 전환하는 능력을 개발해야 합니다. 여기에서 개략적으로 설명하는 전략을 통해 이러한 유연성을 점진적으로 개발할 수 있습니다.

단백질 섭취는 논란 가운데에 있는 또 다른 주제입니다. 내 결론은, 단백질 섭취는 특히 우리 몸에 필요한 많은 효소의 발달에 필수적이지만 과도한 섭취는 건강에 좋지 않다는 것입니다. 식단에서 단백질은 중요한 질소 공급원이며 질소는 신장에서 제거되는 주요 노폐물입니다. 과도한 단백질 섭취는 지나치게 많은 질소를 공급하면서 신장에 불필요한 부담을 줍니다. 단백질이 너무 적으면 근육 약화, 피로, 정신적 무기력, 그리고 결국 면역 저하가 발생합니다. 가장 적당한 방법은, 유용한 필수 아미노산이 포함된 육수는 매일, 달걀은 하루 한두 개, 그리고 육류(고기, 내장육, 생선, 가금류), 이 모두를 조합해서 먹는 것입니다. 육류의 양은 하루에 카드 한 벌 정도의 크기여야 합니다. 하지만 덩치가 큰 사람, 특히 남성의 경우 카드 한 벌 크기로 하루에 두 번 섭취해도 좋습니다. 즉, 한 번에 단백질을 과다 섭취하지 않고 순수한 단백질 음식의 양을 끼니당 카드 한 벌 크기로 제한하는 것이 좋은 식이 요법 습관입니다.

다섯 번째 원칙_ 물

지난 수십 년 동안 수백, 수천 권의 각기 다른 식이 요법 책이 쓰여졌습니다. 하지만 거의 예외 없이, 그 책들 가운데 그 어떤 책도 심지어 지나가는 말로도 독자가 어떤 종류의 물을 마시거나 요리에 사용해야 하는지에 대해 언급하지 않습니다. 그러나 물은 우리가 단독으로 가장 많이 섭취하는 큰 '음식'입니다. 그런데 현대의 정수 방법은 수돗물을 세균학적으로 안전하게 만들기는 하지만, 비록 낮은 농도라 하더라도 섭취하기에 안전하지 않은 화학 잔류물을 남깁니다. 대부분의 도시 상수도에서 사용되는 이러한 독성 첨가제의 가장 일반적인 두 가지 예는, 물을 살균하는 데 사용하는 염화물의 형태인 클로라민과 독성 효소 억제제인 불소입니다.[65] 이런 정보는 인터넷에서 쉽게 찾을 수 있기 때문에 물에 포함된 불소나 클로라민의 독성에 대해 논문처럼 자세히 쓰지는 않겠습니다. 그리고 이것들이 대부분의 도시 상수도에서 발견되는 유일한 독성 물질도 아닙니다. 연구에 따르면 대부분의 수돗물에는 유의미한 양의 의약

품과 금속, 그리고 자외선 차단제 생산에 사용되는 화학 물질이 포함되어 있습니다.[66] 이러한 이유에서 나는 유해 물질에 노출되는 것을 피하기 위해 상수도를 처리하는 방법에 대한 몇 가지 지침을 이 책에 포함시켰습니다.

빅터 샤우베르거의 연구와 단순한 상식을 바탕으로, 우리가 고려해야 할 식수의 또 다른 측면이 있습니다. 많은 사람이 물이 일반적으로 알려진 것처럼 죽어 있는 비활성 매개체가 아니라는 것을 직관적으로 감지합니다. 신선하고 움직이는 물 또는 샘에서 보글보글 솟아나는 물은 화학적으로 분석할 수 없는, 하지만 꽤 세심한 사람이라면 누구나 감지할 수 있는, 규정하기 힘든 생명의 질을 가지고 있습니다. 건강한 물 또는 샤우베르거가 '성숙한 물'이라고 부르는 물은 시원하고 나선형 또는 소용돌이 패턴으로 움직입니다. 지나치게 따뜻하거나 고여 있는 물은 질병의 온상이며, 도보 여행자들이라면 당연히 알고 있듯 이 물은 마시지 말아야 합니다.

따라서, 제일 먼저 우리는 건강한 미네랄과 염분은 남기고 물 안에 있는 유독성 '물질'은 제거해야 합니다. 증류수는 물에 용해된 모든 유익한 미네랄을 제거하기 때문에 그 답이 되지 않습니다. 다음으로, 물이 시원하고 움직이는지 확인해야 합니다. 이 움직임은 심장의 움직임을 모방한 나선형 모양이어야 합니다. 따라서 목표는 미네랄이 풍부하고, 독소가 없으며, 시원하고, 나선형으로 흐르는 물이 풍부하게 공급되어야 합니다. 외딴 산의 샘 근처에 사는 것 외에 지금으로서는 주택에 살면서 그러한 물을 공급받을 수 있는 쉬운 방책이 없기에 다소 성가신 문제이기는 합니다. 게다가 그러한 물을 만들어 낼 수 있는 장치를 갖춘 가장 근접한 시스템은 대부분의 사람이 엄두도 내지 못할 만큼 비쌉니다.

나는 이 문제를 해결하는 효과적인 방책을 연구하는 사람들과 회사를 알고 있습니다. 이러한 제품을 개발하는 것은 매우 환영할 일입니다. 그러나 현재로서는 아직 어떤 준비된 해결책은 없는 상황입니다. 그래서 비록 이상적인 해결책도 아니고 논란의 여지를 포함하고 있음을 알지만, 개인적으로 내가 집에서 하는 방법을 제안할 수 있을 것 같습니다.

나는 싱크대에 설치된 니켄Nikken 필터로 그 '유해 물질'을 제거합니다. 이것은 다단식 여과 장치로 불소를 제외한 대부분의 오염 물질을 제거합니다. 그런 다음 불소를 제거하기 위해 3.8ℓ의 물병에 아디야 클래리티Adya Clarity(등록상표명) 미네랄 용액을 1티스푼 넣고 24~48시간 동안 그대로 둡니다. 독립적인 실험실 분석에 따르면 아디야 클래리티의 이온성 미네랄은 불소를 포함한 독소와 결합하여 침전을 유발하면서 쉽게 걸러질 수 있는 것으로 나타났습니다. 24~48시간이 지난 후, 침전된 물을 간단한 탄소 필터에 넣어 물에서 침전물을 제거합니다. 그런 다음 이렇게 더 깨끗해진 물을 와류기(Duet Water Revitalizer라고 함)에 넣습니다. 이 기계는 물을 재광화remineralize하고 9분 동안 와류 운동을 합니다. 그러고는 플라스카Flaska병에 담아 냉장고에 둡니다. 물의 성질과 물을 가장 잘 처리할 수 있는 방법에 대한 최신 정보는 웹 사이트 www.dancingwithwater.com을 참조하십시오.

여섯 번째 원칙_ 당신의 직관을 믿으세요

마지막으로, 우리는 먹는 것이 삶의 고유한 기쁨 중 하나라는 사실을 인정해야 합니다. 먹는 즐거움을 뺏어 가는 식단은 의심스러울 뿐만 아니라 최악의 경우에는 위험하기도 합니다. 먹는 것은 임상적이고 기계적인 과정이 아니라 즐겁고 사회적인 경험이어야 하며, 모든 사람은 궁극적으로 자신만의 식단을 찾아야만 합니다. 나는 생리학과 질병에 관한 이해를 바탕으로 올바른 음식 선택을 안내하는 원칙을 제시할 수는 있지만 궁극적으로 당신은 자신이 먹고 있는 음식에 스스로가 어떻게 반응하는지를 주의 깊게 듣고 관찰해야만 합니다. 사람들을 이러한 식이 요법 프로그램에 참여시키면서 확인한 유익한 점들 가운데 하나는 식단을 명확히 하고 단순화할 때 많은 사람이 시간이 지남에 따라 어떤 식단이 자신에게 적합한지 알게 된다는 것입니다. 표준 미국식 식단으로는 어떤 것이 효과가 있는지 또는 어떤 것이 여러분을 아프게 하는지를 구별할 수 있는 전략이 전혀 없습니다. 처음부터 시작해서 건강에 좋은 간단한 식이 요법을 고수한다면 여러분은 어떻게 먹어야 하는지에 대한 교훈을 배우게 될 것입니다. 그 시점에서 여러분은 자신의 의사가 되고, 자기 몸에 깃들어 있는 지혜는 길잡이가 됩니다. 그러면 더 나은 건강을 향한 길을 가게 될 것입니다.

참고하면 좋은 식단

아침

I. 여러분이 원하는 방식으로 준비된 달걀 한두 개(코코넛 오일에 살짝 볶고 야채 가루를 얹거나, 또는 살짝 볶은 다양한 야채와 섞는 것이 특히 달걀을 맛있게 먹는 방법입니다) 코코넛 오일 한 티스푼을 넣은 녹차. 신선한 베리 한 컵

II. 사골 국물 베이스로 만든 수프 큰 그릇으로 하나, 살짝 볶은 다

양한 야채, 살짝 볶은 다양한 자연산 소시지. 코코넛 오일을 지방으로 사용하여 야채를 살짝 볶고 된장과 낫토를 조합하여 수프에 맛을 더합니다. 완성된 국물 위에 발효 채소를 한 숟갈 듬뿍 올려 줍니다. 코코넛 오일 한 티스푼을 넣은 심장-친화적인 히비스커스 차

점심

I. 생 채소, 살짝 익혀서 식힌 야채(브로콜리, 콜리플라워, 케일 등), 익힌 계란, 닭고기 또는 생선(통조림 또는 신선하게 익힌 것) 등을 포함해 다양한 채소가 들어간 충분한 양의 샐러드. 샐러드 드레싱은 다양한 허브와 향신료를 곁들인 올리브 오일과 발사믹 식초를 섞거나, 또는 으깬 날달걀 노른자와 생크림으로 만든 것일 수 있습니다. 곁들임 요리에는 다양한 발효 야채, 소량의 생우유 치즈, 베리 또는 사과 슬라이스가 포함될 수 있습니다.

II. 버터, 기버터 또는 코코넛 오일을 얹은 데친 연어. 허브와 함께 살짝 찌거나 코코넛 오일, 버터 또는 기버터로 살짝 볶아 낸 충분한 양의 야채. 코코넛 오일 한 티스푼을 넣은 루이보스 차. 그리고 신선한 베리로 식사를 마무리할 수 있습니다.

저녁

I. 110~170g의 단백질(생선, 고기 또는 가금류), 약간의 고구마 또는 글루텐이 없는 곡물.(예: 현미 또는 퀴노아) 그리고 다양한 종류의 풍부한 야채. 예를 들어, 밥과 볶은 야채를 곁들인 구운 닭고기. 곁들임 요리는, 만약 아침 식사로 먹지 않았다면, 발효 채소와 수프 한 잔을 포함합니다.

Ⅱ. 저온 조리기로 만든 스튜는 경제적이고 효율적인 식사입니다. 흰 감자를 고구마로 대체한 기본적인 쇠고기 스튜는 가족의 주식이 될 수 있습니다. 여기에 다양한 익힌 야채와 생 야채를 곁들인 충분한 양의 야채 샐러드를 추가합니다. 그런 다음 발효 야채, 야채 가루가 들어간 수프 한 컵을 더하고, 다양한 베리 또는 몇 조각의 열대 과일 슬라이스를 디저트로 추가합니다.

단식하는 날에는 아침 식사를 생략하고 필요하다면 점심 식사를 몇 시간 앞당깁니다.

부록 B

협심증, 불안정형 협심증, 심장 마비의 예방과 치료

우선 주의 사항을 알려드립니다. 모든 의학적 치료와 마찬가지로
다음의 내용은 심장 전문의, 그리고 이 치료에 대해 잘 알고 있는
의사와 함께 이루어지는 것이 최선입니다. 일반적인 '환자'란 없으
므로 일반적인 치료 계획이란 것도 있을 수 없습니다. 의사와 협력
하고 조정하는 것이 최상의 결과를 보장할 수 있을 것입니다. 나는
아래의 개요에서 시작하고 이것에서부터 조정해 나갑니다.

1. hsCRP(염증 수치) 및 HgbA1c(혈당 조절 수치)가 정상이 될
   때까지 부록 A의 지침에 따라 식단을 조정합니다. 최적의
   A1c 수준은 4.9에서 5.4 사이이며, 실험실 지침에 열거된 일
   반적인 정상 수치는 최적이 아닙니다. hsCRP는 항상 1.0보
   다 작아야 하며, 0.5보다 작을수록 좋습니다.
2. www.walkabouthealthproducts.com에서 찾을 수 있는 에뮤
   오일을 3캡슐씩 매일 2회 복용합니다.
3. 스트로판투스strophanthus. 스트로판투스는 현재 미국에서
   구하기 어렵습니다. 최고의 차선은 다음과 같습니다.

- **g-스트로판틴(와베인)** 현재 전 세계적으로 유일한 공급 원은 의사의 처방으로 조제하는 독일의 한 약국입니다. 3mg캡슐로 제공되며, 시작 용량은 1일 2회 식전에 1캡슐입 니다. 여기서부터 몸의 느낌, 체력에 주는 영향, 흉통(협심 증), 심박수, 그리고 부하 심장 초음파 검사 결과에 따라 조정해 갑니다. 최종 용량은 일반적으로 하루 3mg에서 최 대 18mg입니다.(최대 용량은 거의 필요하지 않습니다)

- **스트로판투스 추출물** 이것은 g-스트로판틴을 함유한 스 트로판투스 식물 자체의 추출물입니다. 이 약의 긍정적인 측면은 식물 자체에 포함된 모든 보조 인자가 들어 있다는 것입니다. 이 글을 쓰는 시점에서 이 추출물을 구할 수 있 는 유일한 출처는 티브라질(www.teebrasil.com)이라는 브라 질의 허브 회사입니다. 나는 이 추출물을 여러 해에 걸쳐 사용해 왔고 한결같이 긍정적인 결과를 얻었습니다. 사용법 은 소량의 물에 추출물 5~20방울을 떨어뜨리고, 이것을 입 안에 1분 동안 머금은 후 삼킵니다. 이렇게 식전 하루 3번 을 하면 됩니다. 마찬가지로 반응에 따라 복용량을 조정하 십시오.

- **스트로팍티브 D4** 이것은 독일의 동종요법 제품으로 g-스 트로판틴의 D4농도입니다. 이것은 매우 묽고 순하지만 특 히 민감한 사람들에게 효과적입니다. 희석 용량을 사용하 는 이유는 g-스트로판틴이 우리 자신의 부신에서 만들어 지는 내인성 호르몬으로 혈액에서도 매우 희석된 양으로 발견된다는 것입니다. 동종 요법의 용량이 우리의 기본적인 내인성 수준을 반영한다고 할 수 있습니다. 이것 또한 처방

전 없이도 구할 수 있습니다. 스트로팩티브 D4의 복용량
은 하루 세 번 식전에 한 티스푼의 물에 20방울을 떨어뜨
리고, 삼키기 전에 1분 동안 입안에 머금고 있는 것이 가장
좋습니다.

내가 아는 한, 이러한 스트로판투스 제제 중 그 어느 것도 심
각하고 부정적인 부작용을 일으킨 적이 없습니다. 그러나 다른 모
든 약과 마찬가지로 필요한 만큼만 복용하고, 꾸준히 복용하고, 그
리고 어떤 형태의 스트로판투스라도 사용하기 전에 의사와 상담하
는 것이 중요합니다.

콜레스테롤과 지질 성분 읽는 법

내 병원을 찾는 신규 환자 20명 가운데 1명 정도는 주된 증상이 높은 콜레스테롤입니다. 이들은 스타틴 약물을 시작하라는 말을 들었지만, 다른 의견을 찾고 있습니다. 다음의 내용은 만약 여러분이 그러한 상황에 처해 있다면 알아야 할 것이 무엇인지, 심장 질환 예방이나 치료에서 콜레스테롤의 역할(있다면)에 대한 나의 이해를 설명하기 위한 시도입니다.

약 10년 전까지만 해도 플라크가 발달(그리고 이에 따른 심장 질환)하는 원인에 대한 이론은 혈액에 떠다니는 단백질에 결합하는 다양한 유형의 지방이 있다는 것이었습니다. 심장 질환 발생과 관련한 가장 중요한 단백질은 두 가지, LDL(저밀도 지단백질)과 HDL(고밀도 지단백질)입니다. LDL은 동맥에 죽종 형성(플라크 유발) 물질을 전달하여 침착을 유발하기 때문에 '나쁜' 역할을 하는 것으로 간주됩니다. 반면에 HDL은 이러한 죽종 형성 지방을 동맥에서 다시 간으로 운반하여 대사 작용되기 때문에 '좋은' 역할로 간주됩니다. 예방 심장학 및 저지방 식이 요법의 대부분은 LDL 감소 및 HDL 증가에 관한 것입니다.

스타틴과 저지방 식이 요법은 LDL을 낮추는 방식으로 작동하며, 운동과 결합하면 심장 질환을 역전시키기 위한 오르니쉬Ornish 및 프리티킨Pritikin 프로그램이 됩니다. 지질 성분 분석은 총 콜레스테롤, 중성 지방(주로 탄수화물의 저장 형태인 체내 다른 종류의 지방), LDL, 그리고 HDL을 측정하게 됩니다. 수년 동안 심혈관 위험의 가장 민감한 지표는 콜레스테롤/HDL 비율로 간주되어 왔으며, 3.5는 마법의 숫자였습니다. 3.5 미만이면 심장 질환 위험이 아주 적었습니다.

반면에 최근 심장 전문의들은 LDL의 절대적인 수준에 더 많은 관심을 가지고 있습니다. 최적의 LDL 수치에 대해서는 다양한 의견이 있지만 대부분은 낮을수록 좋다고 합니다.[67] 현대 심장학에서는 일상적으로 LDL 수치를 100 미만 또는 심장 질환 병력이 있는 경우 80 미만을 목표로 합니다. 또한 중성 지방은 '보호성' HDL과 반비례 관계에 있으므로, 중성 지방이 상승할 때(일반적으로 과도한 탄수화물에 노출되거나, 때때로 알코올 섭취로 인해) HDL이 저하된다는 점도 주목할 필요가 있습니다.[68] 요약하자면, 기존의 심장학 관점에서는 콜레스테롤/HDL 비율이 3.5 미만이고 LDL이 100 미만이거나 이전 심장 질환이 있는 경우 80 미만을 원합니다. 이것이 바로 정해진 지침입니다.

하지만 다음 두 기사는 다른 견해를 가지고 있습니다. 첫 번째 논문은 2000년 영국 의학 저널British Medical Journal에 발표된 것으로, 심장 질환의 치료 및 예방에 있어 스타틴 약물 사용에 대한 20년간의 회고였습니다.[69] 스타틴 약물 치료의 이점은 크지 않고 대략 7~10%의 위험 감소를 보인다는 것이 연구의 결론이었습니다. (그런데 여기서 '위험 감소'란 말은 데이터를, 그리고 사람들을 조작하는 영리한 방법입니다. 예를 들어, 각각 500명의 환자로 구성된 두 그룹을 가정해 보겠습니다. 한 그룹에 약물 X를 투여하고 한 사람이 심장 마비로 사망하게 됩니다. 다른 그룹에는 위약을 주었는데(위약 그룹placebo group) 두 사람이 심장 마비로 사망합니다. 위험 감소는 약물 X를 복용하는 경우 위험이 33% 감소한다는 결론을 내립니다. 따라서 이 용어에 그렇게 큰 신뢰를 줄 수는 없습니다) 그 연구의 또 다른 주요 결론은, 비록 심장 질환의 위험이 다소(그리고 아마도 무의미한) 감소하기는 했지만 스타틴 사용의 결과로 인해 종합적인 전체 사망률all-cause mortality(모든 원인으로 인한 사망을 의미함)은 변하지 않았다는 것입니다. 다시 말해 스타틴 사용은 사망 가능성을 바꾸지 않으며, 심장 질환 위험을 조금 그리고 의심할 만한 정도의 수준에서 감소시킬 뿐이라는 것입니다.

2004년, 우페 라븐스코프Uffe Ravnskov라는 지질lipid 전문가는 「현명한 전통Wise Traditions」 저널에 '높은 콜레스테롤의 이점'이라는 기사를 썼습니다.[70] 라븐스코프 박사는 LDL이 감염 예방에 큰 역할을 하고 LDL 수치가 가장 낮은 사람들이 대체로 가장 높은 사망률을 보인다고 주장합니다. 100 미만의 환자들은 전체 사망률을 기준으로 했을 때 사망 위험이 가장 높습니다. 그는 LDL을 낮추려는 시도는, 설사 한다고 하더라도, 극히 드문 경우에만 수행되어야 한다고 명확히 이야기하고 있습니다.

◇ ◈ ◇

나는 환자들에게 지질 성분 검사가 심장 질환 위험을 평가하는 데 매우 의심스러운 도구이며, 콜레스테롤/HDL 비율이 3.5 미만(또는 3.5에 근접)이면 중재가 필요하지 않거나 유용하지 않다고 조언합니다. 마지막으로, 그 비율이 5.5보다 높다면(대개 높은 중성지방과 낮은 HDL이 원인) 중성지방 수치를 낮추기 위한 저탄수화물 식단과 보다 적극적인 운동 프로그램 등 부록 A에 포함된 가이드라인이 큰 도움이 될 것입니다. 이것을 제외하고 지질 성분 검사를 통해 알게 되는 다른 가치 있는 것은 거의 없다고 생각합니다.

추천 자료

도서

- Anderson, M. Kat. 『Tending the Wild: Native American Knowledge and the Management of California's Natural Resources』 Berkeley: University of California Press, 2006.

- Cowan, Thomas, MD. 『How (and Why) to Eat More Vegetables』 San Francisco, CA: Thomas Cowan, MD, 2016.

- Cowan, Thomas, MD. 『The Fourfold Path to Healing』 Washington, DC: New Trends Publishing, 2004.

- Eisenstein, Charles. 『Sacred Economics』 Berkeley, CA: Evolver Editions, 2011.

- Eisenstein, Charles. 『The More Beautiful World Our Hearts Know Is Possible』 Berkeley, CA: North Atlantic Books, 2013.

- Fallon, Sally. 『Nourishing Traditions』 Washington, DC: New Trends Publishing, 2000.

- Illich, Ivan. 『Deschooling Society』 New York: Harper and Row, 2000.

- Illich, Ivan. 『Medical Nemesis』 New York: Pantheon Books, 1976.

- Illich, Ivan. 『The Right to Useful Unemployment』 New York: Marion Boyars, 1978.

- Jensen, Derrick. 『Dreams』 New York: Seven Stories Press, 2011.

- Kashtan, Miki. 『Reweaving the Human Fabric: Working Together to Createa Nonviolent Future』 Oakland, CA: Fearless Heart Publications, 2014.

- Miller, Seth 『A New Sacred Geometry: The Art and Science of Frank Chester』 Spirit Alchemy Design, 2013.

- Pollack, Gerald H. 『The Fourth Phase of Water』 Washington, DC: Ebner and

Sons Publishers, 2013.

- Price, Weston A. 『**Nutrition and Physical Degeneration**』, edited by Price-Pottenger Nutrition. Lemon Grove, CA: Price-Pottenger Nutrition, 2009.

- Ralph Marinelli, Branko Furst, Hoyte van der Zee, Andrew McGinn, and William Marinelli, **"The Heart Is Not a Pump: A Refutation of the Pressure Propulsion Premise of Heart Function"** Frontier Perspectives 5, no. 1 (Fall-Winter (1995): 15-24, http://www.rsarchive.org/RelArtic/Marinelli.

- Stefanson, Vilhjalmur. 『**Cancer: A Disease of Civilization**』 New York: Hill and Wang, 1960.

웹 사이트

- Chester, Frank. "Home." New Form Technology. http://www.frankchester.com.

- Dancing With Water. http://www.dancingwithwater.com.

- Heart Attack New. http://www.heartattacknew.com.

- The Fearless Heart. http://thefearlessheart.org.

- Walkabout Health Products (for emu oil). http://walkabouthealthproducts.com.

- TeeBrasil (for Strophanthus extract). http://www.teebrasil.com.

- The Weston A. Price Foundation. http://www.westonaprice.org.

- Dr. Cowan's Garden. https://www.drcowansgarden.com.

- Dr. Cowan's Fourfold Healing. http://fourfoldhealing.com./

1. Robert A. Freitas Jr., 『Nanomedicine, Volume I: Basic Capabilities』 (Georgetown, TX: Landes Bioscience, 1999).

2. Gerald H. Pollack, 『The Fourth Phase of Water』 (Seattle, WA: Ebner and Sons Publishers, 2013).

3. Ibid., 82.

4. Ibid., 53.

5. Viktor Schauberger, Nature as Teacher: New Principles in the Working of Nature (Ecotechnology) (Dublin, Ireland: Gill Books, 1999).

6. Ibid

7. Viktor Schauberger, 『Living Water』 (Dublin, Ireland: Gill & MacMillan, 2002), 22.

8. University of Leicester, "Breakthrough Discovery Reveals How Thirsty Trees Pull Water to Their Canopies," ScienceDaily, January 20, 2016, https://www.sciencedaily.com/releases/2016/01/160120092649.htm.

9. "Misery Index (Economics)," Wikipedia, https://en.wikipedia.org/wiki/Misery_index_(economics).

10. World Health Organization, 『Mental Health: A Call for Action by World Health Ministers』 (World Health Organization, 2001), http://www.who.int/mental_health/advocacy/en/Call_for_Action_MoH_Intro.pdf.

11. Brandon H. Hidaka, "Depression as a Disease of Modernity: Explanations for Increasing Prevalence," Journal of Affective Disorders 140, no. 3 (November 2012): 205–214, http://www.ncbi.nlm.nih.gov/pubmed/22244375.

12. Donald A. Grinde Jr. and Bruce E. Johansen, 『Exemplar of Liberty: Native America and the Evolution of Democracy』 (American Indian Studies Center, UCLA, 1991).

13. Rudolf Steiner, 『Course for Young Doctors』 (Spring Valley, NY: Mercury Press, 1994).

14. Weston A. Price, 『Nutrition and Physical Degeneration』, ed. Price-Pottenger Nutrition (Lemon Grove, CA: Price Pottenger Nutrition, 2009).

15. Armin Husemann, 『The Harmony of the Human Body』(Edinburgh, UK: Floris Books, 2003).

16. L. F. C. Mees, 『Secrets of the Skeleton』 (Great Barrington, MA: Steiner Books, 1995).

17. Seth Miller, 『A New Sacred Geometry』 (Spirit Alchemy Design, 2013), 12.

18. Ibid.

19. Frank Chester, "Home," New Form Technology, http://www.frankchester. com.

20. Ibid., 3, 13.

21. Ibid., 13.

22. "About Underlying Cause of Death, 1999–2014," Centers for Disease Control and Prevention, accessed February 3, 2015, http://wonder.cdc.gov/ucd-icd10. html.

23. Giorgio Baroldi and Malcolm Silver, 『The Etiopathogenesis of Coronary Heart Disease: A Heretical Theory Based on Morphology』(Texas: Landes Bioscience, 2004), http://www.strophantus.de/mediapool/59/596780/ data/Baroldi_Heretical_2004.pdf; and Knut Sroka, "On the Genesis of

Myocardial Ischemia," Z Kardiol 93 (2004): 768–783, http://heartattacknew. com/wp-content/uploads/2012/12/on_the_genesis_of_myocardial_ischemia. pdf. I am also indebted to the work of Dr. Knut Sroka and his website, www. heartattacknew.com.

24. "Heart Disease Facts," Centers for Disease Control and Prevention, accessed May 26, 2016, http://www.cdc.gov/heartdisease/facts.htm.

25. "Heart Disease and Stroke Cost America Nearly $1 Billion a Day in Medical Costs, Lost Productivity," CDC Foundation, April 29, 2015, http://www. cdcfoundation.org/pr/2015/heart-disease-and-stroke-cost-america-nearly-1-billion-day-medical-costs-lost-productivity.

26. C. S. Rihal et al., "Indications for Coronary Artery Bypass Surgery and Percutaneous Coronary Intervention in Chronic Stable Angina," Circulation 108, no. 20 (November 2003): 2439–2445, http://www.ncbi.nlm.nih.gov/pubmed/14623791.

27. Knut Sroka, "The Riddle's Solution," Heart Attack New Approaches, http://heartattacknew.com/faq/how-dangerous-are-my-blocked-coronary-arteries/the-riddles-solution.

28. Pam Belluck, "Cholesterol-Fighting Drugs Show Wider Benefit," New York Times, November 9, 2008, http://www.nytimes.com/2008/11/10/health/10heart.html.

29. W. Doerr, W. W. Höpker, and J. A. 『Roßner, Neues und Kritisches vom und zum Herzinfarkt: Vorgelegt in der Sitzung vom 14. Dezember 1974 (Sitzungsberichte der Heidelberger Akademie der Wissenschaften)』 (Springer, 1975)

30. Giorgio Baroldi and Malcolm Silver, 『The Etiopathogenesis of Coronary Heart Disease: A Heretical Theory Based on Morphology』(Texas: Landes Bioscience, 2004)

31. R. H. Helfant et al., "Coronary Heart Disease. Differential Hemodynamic, Metabolic and Electrocardiographic Effects in Subjects with and without Angina during Atrial Pacing," Circulation 42, no. 4 (October 1970): 601–610, http://www.ncbi.nlm.nih.gov/pubmed/11993303.

32. Giorgio Baroldi and Malcolm Silver, 『The Etiopathogenesis of Coronary Heart Disease: A Heretical Theory Based on Morphology』(Texas: Landes Bioscience, 2004), http://www.strophantus.de/mediapool/59/596780/data/Baroldi_Heretical_2004.pdf; Knut Sroka, "On the Genesis of Myocardial Ischemia," Z Kardiol 93 (2004): 768–783, http://heartattacknew.com/wp-content/uploads/2012/12/on_the_genesis_of_myocardial_ischemia.pdf; H. Fürstenwerth, "Ouabain-the Insulin of the Heart," The International Journal of Clinical Practice 64, no. 12 (November 2010): 1591-1594, http://www.herzinfarkt-alternativen.de/wp-content/uploads/2012/12/ouabain_the_insulin_of_the_heart.pdf; and H. Fürstenwerth, "On the Differences between Ouabain and Digitalis Glycosides," American Journal of Therapeutics 21, no. 1 (January–February 2014): 35–42, http://www.ncbi.nlm.nih.gov/pubmed/21642827.

33. Knut Sroka, "On the Genesis of Myocardial Ischemia," Z Kardiol 93 (2004): 768–783, http://heartattacknew.com/wp-content/uploads/2012/12/on_the_genesis_of_myocardial_ischemia.pdf.

34. B. Takase et al., "Heart Rate Variability in Patients with Diabetes Mellitus, Ischemic Heart Disease and Congestive Heart Failure," Journal of Electrocardiology 25, no. 2 (April 1992): 79–88, http://www.ncbi.nlm.nih.gov/pubmed/1522401.

35. Knut Sroka, "On the Genesis of Myocardial Ischemia," Z Kardiol 93 (2004): 768–783, http://heartattacknew.com/wp-content/uploads/2012/12/on_the_genesis_of_myocardial_ischemia.pdf.

36. Knut Sroka et al., "Heart Rate Variability in Myocardial Ischemia during Daily Life," Journal of Electrocardiology 30, no. 1 (January 1997): 45–56, http://www.ncbi.nlm.nih.gov/pubmed/9005886.

37. Knut Sroka, "On the Genesis of Myocardial Ischemia," Z Kardiol 93 (2004): 768–783, http://heartattacknew.com/wp-content/uploads/2012/12/on_the_genesis_of_myocardial_ischemia.pdf.

38. James Scheuer and Norman Brachfeld, "Coronary Insufficiency: Relations between Hemodynamic, Electrical, and Biochemical Parameters," Circulation Research (1966): 178–189, http://circres.ahajournals.org/content/18/2/178; and P. G. Schmid et al., "Regional Choline Acetyltransferase Activity in the Guinea Pig Heart," Circulation Research (1978): 657–660, http://circres.ahajournals.org/content/42/5/657

39. A. M. Katz, "Effects of Ischemia on the Cardiac Contractile Proteins," Cardiology 56, no. 1 (1971): 276–283, http://www.ncbi.nlm.nih.gov/pubmed/4261989.

40. Weston A. Price, 『Nutrition and Physical Degeneration』 (Price Pottenger Nutrition, 2009)

41. Debra Braverman, 『Heal Your Heart with EECP』 (Celestial Arts, 2005)

42. Ibid.

43. "The Top 10 Causes of Death," World Health Organization, updated May 2014, accessed May 26, 2016, http://www.who.int/mediacentre/factsheets/fs310/en.

44. Ta-Nehisi Coates, "Hoodlums," The Atlantic, December 7, 2010, http://www.theatlantic.com/national/archive/2010/12/hoodlums/67599.

45. Arild Vaktskjold et al., "The Mortality in Gaza in July–September 2014: A Retrospective Chart-Review Study," Conflict and Health 10, no. 10 (May 2016), http://www.ncbi.nlm.nih.gov/pmc/articles/PMC4855860.

46. "Science," Merriam-Webster, http://www.merriam-webster.com/dictionary/science.

47. Rollin McCraty et al., 『The Coherent Heart』 (California: Institute of HeartMath, 2006), http://www.heartmath.com/wp-content/uploads/2014/04/coherent_heart.pdf.

48. For example, John Hopkins Medicine puts normal adult respiration at 12–16 beats per minute. "Vital Signs (Body Temperature, Pulse Rate, Respiration Rate, Blood Pressure," Johns Hopkins Medicine, http://www.hopkinsmedicine.org/healthlibrary/conditions/cardiovascular_diseases/vital_signs_body_temperature_pulse_rate_respiration_rate_blood_pressure_85,P00866.

49. Raj Chetty et al., "The Association between Income and Life Expectancy in the United States, 2001–2014," Journal of the American Medical Association 315, no. 16 (April 2016): 1750–1766, http://jama.jamanetwork.com/article.aspx?articleid=2513561.

50. James A. Levine, "Poverty and Obesity in the U.S.," Diabetes 60, no. 11 (November 2011): 2667–2668, http://www.ncbi.nlm.nih.gov/pmc/articles/PMC3198075.

51. S. Saydah and K. Lochner, "Socioeconomic Status and Risk of Diabetes-Related Mortality in the U.S.," Public Health Reports 125, no. 3 (May–June 2010): 377–388, http://www.ncbi.nlm.nih.gov/pubmed/20433032.

52. "Mental Health, Poverty and Development," World Health Organization, accessed May 26, 2016, http://www.who.int/mental_health/policy/development/en.

53. G. Lee and M. Carrington, "Tackling Heart Disease and Poverty," Nursing Health & Science 9, no. 4 (December 2007): 290–294, http://www.ncbi.nlm.nih.gov/pubmed/17958679.

54. "Poverty," Merriam-Webster, http://www.merriam-webster.com/dictionary/poverty.

55. Rakesh Kochhar, "What It Means to Be Poor by Global Standards," Pew Research Center, published July 22, 2015, http://www.pewresearch.org/fact-tank/2015/07/22/what-it-means-to-be-poor-by-global-standards; see also Rakesh Kochhar, "A Global Middle Class Is More Promise than Reality," Pew Research Center, July 8, 2015, http://www.pewglobal.org/2015/07/08/a-global-middle-class-is-more-promise-than-reality.

56. "Poverty Guidelines," U.S. Department of Health & Human Services, January 1, 2015, https://aspe.hhs.gov/poverty-guidelines.

57. Tim Henderson, "Poverty Rate Drops in 24 States, DC," PEW Charitable Trusts, September 18, 2015, http://www.pewtrusts.org/en/research-and-analysis/blogs/stateline/2015/09/18/poverty-rate-drops-in-34-states-dc; "World Bank Forecasts Global Poverty to Fall Below 10% for First Time; Major Hurdles Remain in Goal to End Poverty by 2030," The World Bank, October 4, 2015, http://www.worldbank.org/en/news/press-release/2015/10/04/world-bank-forecasts-global-poverty-to-fall-below-10-for-first-time-major-hurdles-remain-in-goal-to-end-poverty-by-2030; and "2. Background," World Health Organization, accessed May 26, 2016, http://www.who.int/nutrition/topics/2_background/en.

58. Raj Chetty et al., "The Association between Income and Life Expectancy in the United States, 2001–2014," Journal of the American Medical Association 315, no. 16 (2016): 1750–1766.

59. Ellen Brown, "Who Owns the Federal Reserve?," Global Research, September 30, 2015, http://www.globalresearch.ca/who-owns-the-federal-reserve/10489.

60. Bart Gruzalski, "The USA Attacked Iraq Because Saddam Had W$D," Counterpunch, March 22, 2013, http://www.counterpunch.org/2013/03/22/the-usa-attacked-iraq-because-saddam-had-wd.

61. Brad Hoff, "Hillary Emails Reveal True Motive for Libya Intervention," Foreign Policy Journal, January 6, 2016, http://www.foreignpolicyjournal.com/2016/01/06/new-hillary-emails-reveal-true-motive-for-libya-intervention.

62. Paul Pearsall, 『The Heart's Code』 (Danvers, MA: Broadway Books, 1999), 88–90.

63. G. Taormina and M.G. Mirisola, "Longevity: Epigenetic and Biomolecular Aspects," Biomolecular Concepts 6, no. 2 (Apr. 2015): 105–117, http://www.ncbi.nlm.nih.gov/pubmed/25883209.

64. K. C. Bedi Jr. et al., "Evidence for Intramyocardial Disruption of Lipid Metabolism and Increased Myocardial Ketone Utilization in Advanced Human Heart Failure," Circulation 133, no. 8 (Feb. 2016): 706–716, http://www.ncbi.nlm.nih.gov/pubmed/26819374.

65. Water Quality Association, "Common Waterborne Contaminants," Water Quality Association, https://www.wqa.org/learn-about-water/common-contaminants.

66. WHO, 『Pharmaceuticals in Drinking-water』 (Geneva, Switzerland: World Health Organization, 2011), http://www.who.int/water_sanitation_health/publications/2011/pharmaceuticals_20110601.pdf.

67. M. Farnier, "Future Lipid-Altering Therapeutic Options Targeting Residual Cardiovascular Risk," Current Cardiology Reports 18, no. 7 (July 2016): 65, http://www.ncbi.nlm.nih.gov/pubmed/27216845.

68. W. Masson et al., "Association Between Triglyceride/HDL Cholesterol Ratio and Carotid Atherosclerosis in Postmenopausal Middle-Aged Women," Endocrinología y Nutrición S1575-0922, no. 16 (May 2016): 30047–X, http://www.ncbi.nlm.nih.gov/pubmed/27236636.

69. M. Pignone, C. Phillips, and C. Mulrow, "Use of Lipid Lowering Drugs for Primary Prevention of Coronary Heart Disease: Meta-analysis of Randomised Trials," British Medical Journal 321, no. 7267 (October 2000): 983–986, http://www.ncbi.nlm.nih.gov/pubmed/11039962.

70. Uffe Ravnskov, "The Benefits of High Cholesterol," The Weston A. Price Foundation, June 24, 2004, http://www.westonaprice.org/modern-diseases/the-benefits-of-high-cholesterol/.

김윤근

이 책의 주장은 진리가 아닙니다. 저자가 견지하는 입지입니다. 이 책은 인간의 심장에 대해 주류 의학의 테두리를 벗어나는 질문이며, 인지 의학이 기존 의학을 어떻게 확장할 수 있는가에 대한 단초입니다.

전세계 질병 사망률 1위, 국내 질병 사망률 2위가 심혈관 질환이라고 합니다. 콜레스테롤이 범인일까요? 심장이 펌프가 아니라면 도대체 무슨 역할을 하는 걸까요? 90m 가까이 되는 삼나무 꼭대기까지 땅속의 물이 올라갈 수 있는 힘은 어디에서 올까요? 기존 과학에서는 모세관 현상에서 오는 힘에 의한 것이라고 설명합니다. 이 힘으로는 10m 남짓 상승할 수 있을 뿐입니다. 게다가 혈액이 심장에서 최고의 속도로 움직인다면 모세 혈관에서는 거의 멈추게 되어야 합니다. 그렇기 때문에 펌프 역할이 필요하다면 혈액 운동이 멈추다시피 하는 모세 혈관 영역이지 심장이 아니라고 이 책은 설명합니다.

이 책은 2022년 국내 출판된 『백신과 자가 면역』(푸른씨앗

2022)의 연장선에 있습니다. 지난 수십 년간 주류 의학의 근저에는 유전학, 생화학 등 인간을 구성하는 기본 단위 즉 생체 분자적 접근에 엄청난 연구와 지원이 있었고, 그러한 연구의 결과로 인간 질병의 진단과 치료에 있어 효과적으로 작동하는 듯했습니다. 그리고 1990년 인간 게놈 프로젝트가 시작되어 2003년에 완료되었습니다. 질병 정복을 기대하며 방대한 재원과 인력이 투여된 결과 인간 유전자 지도가 완성되었습니다. 하지만 현 인류에 만연하고 있는 만성 질환은 유전자의 이상에 의한 것보다는 유전자의 발현에 있어서 먹고, 자고, 움직이고, 생각하는 것의 영향력이 더 지대하다는 후성 유전학에 주목하는 계기가 되었습니다. 심장 질환을 치료하고 예방하려는 한 의사(토마스 코완)의 여정에는 많은 만남이 있었습니다. 이들은 편견 없는 관찰이 가져다주는 질문들, 그리고 질문하는 힘으로 기존 상식을 깨는 노력을 해 왔습니다. 빅토어 샤우베르거(건강한 강물과 소용돌이), 웨스턴 프라이스 박사와 샐리 팔론(전통 음식과 영양), 오토 볼프 박사(인지 의학), 프랭크 체스터(심장의 기하학), 제럴드 폴락(물의 네 번째 상태), 그리고 사랑과 심장에 대해 가르쳐준 많은 인연들. 이들은 토마스 코완이 자기 인생의 좌

절과 전환점에서 새로운 도약을 가능하게 해 준 힘입니다.

지난 1년간 책의 공동 번역을 위해 마음과 시간을 내어 주신 이동민 선생님에게 다시 한번 감사드립니다. 그리고 사람을 살리는 이 치료의 길에 기꺼이 자원과 시간을 지원해 주신 도서출판 푸른 씨앗 관계자들의 관대함에 대해서도 감사드립니다. 번역하는 내내 새로운 패러다임으로 전환 가능성에 감탄하기도 하고, 나의 한계에 좌절하기도 했습니다. 내가 번역을 지속할 수 있었던 건 주위 사람들 그리고 나의 가족에 대한 애정이었습니다. 빅터 샤우베르거의 관찰에서 굽이쳐 흐르는 강물의 소용돌이 속에서 유유히 떠다니다 다가오는 먹이를 먹고사는 송어의 건강한 삶을 보았습니다. 현대화와 효율화의 이름으로 강물을 직선으로 곧게 만들어 버린 결과 온 힘을 다해 역류해야 하는 오늘날 송어들처럼 가족과 자신의 보존을 위해 고단한 삶을 살아가는 이 땅의 부모들에게 이 책을 선물합니다.

무엇이 인간에게 필요한 의학인가라는 질문으로 그 답을 찾아가는 의사로서의 여정에서, 내가 멈추지 않도록 어깨너머에서 나를 지켜보고 지지해 주는 아내 형주와 승현, 승규 두 아들에게 고마

움과 사랑을 전합니다. 2024년 아들 승현이가 청계자유 발도르프 학교를 졸업했습니다. 세상으로의 항해를 시작하려는 아들에게 평소처럼 조언해 주고 싶습니다.

"좋은 스승을 찾아서, 예를 갖추고 배움을 청하라. 그것이 인생의 비밀이다."

이동민

중고등학교 생물 시간에 우리는 인간의 심장에 대해 배웠습니다. 심장은 4개의 방으로 되어 있고, 주먹 만한 크기이며, 혈액을 폐로 보내 산소를 공급한 다음 산소가 풍부한 혈액을 동맥과 모세 혈관을 통해 전신으로 보내는 일종의 기계적인 펌프라고 배웠던 것을 지금도 기억합니다. 그나마 감수성이 풍부했던 그 시절, 대체로 가슴, 마음, 심장, (때론 사랑) 등의 단어를 동의어 마냥 느슨하게 쓰던 나에게 이러한 설명은 뭔가 '정당'하지 않다는 생각을 하게 만들었지만, 사람 눈과 카메라가 비교되듯 당시의 그런 배움에 대해 적극적으로 반기를 들면서 내적으로 거부하지도 않았던 기억도 납니다.

나이가 들어서 루돌프 슈타이너의 인지학을 알게 되었고 심장을 바라보는 새로운 관점을 접하게 되었습니다. '놀랍게도' 그리고 너무나 '인간적'으로 무엇보다 슈타이너는 심장을 인간 내부의 감각기관으로 바라보고 있었습니다. 즉, 현대의 다양한 연구 결과에서 볼 수 있듯이 슈타이너는 심장을 내 몸에서 일어나는 모든 일을 지속적으로 모니터링하면서 반응하는 감각 기관으로 보고 있었습니다. 우리는 직관적으로, 그리고 언어적으로도 심장이 우리의 정서적, 심리적 삶과 밀접한 관련이 있음을 알고 있습니다. 내 마음(심장)이 아프거나 심장이 벅차고 기쁠 때, 심장이 떨리듯 긴장되거나 따뜻한 심장(마음)을 가진 사람을 인식할 때 이 모든 경우에 나의 심장이 관여하면서 시시각각 변화하는 감정과 정신 상태를 그 즉시 반영하고 있음을 우리는 알게 됩니다.

심장은 펌프 그 이상입니다. 100년도 전에, 발도르프 교육의 설립자 루돌프 슈타이너는 다음과 같이 말합니다.

"…그것(인간의 심장)은 순환과 밀접한 관련이 있는 기관입니다. 이제 과학은 심장이 일종의 펌프라고 믿습니다. 그것은 기괴할 정도로 환상적인 생각입니다. 피의 움직임을 일으키는 것은 영혼의 감정입니다. 영혼은 피를 움직이며, 심장은 피에 의해 움직이기 때문입니다. 그러므로 진실은 유물론적 과학이 말하는 것과 정확히 반대입니다. 하지만 오늘날의 인간은 자신의 심장을 마음대로 이끌 수 없습니다. 불안을 느낄 때 심장은 더 빨리 뛰게 됩니다. 왜냐하면 그 감정이 혈액에 작용하고 이것이 심장의 움직임을 빠르게 하기 때문입니다. 하지만 오늘날 인간이 무의식적으로 겪는 것이 나중 진화의 더 높은 단계에서는 자신의 힘 안에서 통제될 것입니다.

옮긴이의 글

나중에 인간은 자신의 자유 의지로 피를 몰 것이고, 오늘날 우리가 손의 근육을 움직이듯 심장의 움직임을 일으킬 것입니다. 독특한 구조를 가진 심장은 현대 과학의 수수께끼이자 난제입니다. 심장은 대각선으로 줄무늬가 있는 섬유를 가지고 있는데, 이는 오직 수의근에서만 발견됩니다. 왜 그런가요? 왜냐하면 심장은 아직 진화의 끝에 도달하지 않은 미래의 기관이기 때문입니다. 그리고 미래에는 수의근이 될 것이기 때문입니다. 따라서 이미 구조에서 그 기초를 보여 주고 있습니다."(GA99, 1907년 6월 5일)

내가 어릴 적의 모습을 기억하고 지금 나의 변한 모습을 볼 수 있듯이 모든 인간은 분명 성장, 발전하는 존재입니다. 그리고 그 발전의 과정에 우리의 심장은 항상 삶의 기적을 함께해 왔고 또한, 슈타이너가 말하듯, 미래 인류에게 심장은 또 다른 모습으로 나타날 것입니다. 아쉽게도 현대의 지나친 유물론적 과학은 심장의 이러한 기적 같은 역할을 단순히 기계론적으로, 그리고 환원적으로 삶의 많은 부분을 배제한 채 생명의 신비에 접근하고 있습니다.

나의 피와 온기, 감정 그리고 의지 이 모든 것은 자아의 표현이자, 나의 의식적 행위와 무의식적 의지 모두를 망라한 활동의 도구이기도 합니다. 그리고 따뜻한 심장은 그 모든 것의 중심에 있습니다. 심장은 나의 중심일 뿐 아니라 인간 전체와도 연결되어 있습니다. 우리가 심장을 태양과 연결 짓는 이유이기도 할 것입니다. 그렇게 태양은 온기와 빛을 비추면서 지구 생명을 숨쉬게 하고, 행성들 간의 대립을 조정하고, 우주 전체의 조화로운 리듬을 만들어 갑니다.

따뜻한 심장, 조화로운 태양을 가진 사람들을 어떻게 알 수 있을까요? 그들은 분명 내면에 빛과 온기를 품고 있어 우리가 알아볼 수 있을 것입니다. 그리고 우리 모두가 함께하고 싶어 하는 사람이며, 자기 심장의 소리에 귀 기울이고, 진실되고, 양심적이고, 선한 일에 용기를 낼 줄 아는 사람일 것입니다. 또한 우리 사회가 더욱 간절히 원하는 사람이기도 합니다.

마지막으로, 내가 책 내용을 읽고 옮길 때 따뜻한 심장으로 차를 내려 준, 태양 같은 아내 이은화에게 감사하며 이 작은 책을 바칩니다.

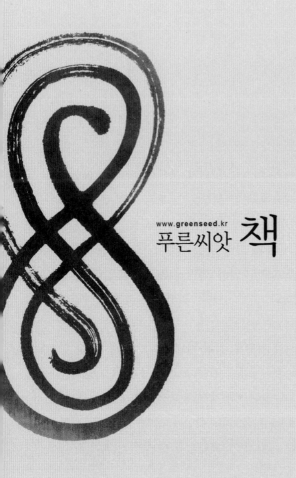

www.greenseed.kr
푸른씨앗 책

백신과 자가 면역

토마스 코완 지음 | 김윤근·이동민 옮김

 건강을 위해 접종하는 백신이 오히려 만성적인 자가 면역 질환을 유발할 수 있다면? 아동기 질환이 급성에서 만성으로 변하고 있다. 수십 년에 걸친 백신과 자가 면역, 아동기 질환의 연관성 연구와 자가 면역 치료법을 소개한다.

136×210 | 240쪽 | 15,000원
e북

자유의 철학_ 현대 세계관의 특징: 자연 과학적 방법에 따른 영적 관찰 결과

루돌프 슈타이너 저술 | 최혜경 옮김

 "객체에 대한 사랑을 따를 때만, 오로지 그렇게 할 때만 나는 행위를 하는 그 자체다." 이 책은 정신 활동의 철학이자 사고 수련이다. 우리 시대의 지배적인 사고 방식에서 벗어나 자유로운 정신인 인간 존재를 탐색한다. 인지학의 기본서이자 슈타이너의 대표작

127×188 | 388쪽 | 29,000원

인지학적 영혼 달력_ 북반구와 남반구 시간의 이중적 흐름에 따른

루돌프 슈타이너 지음 | 최혜경 옮김

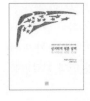

자신이 위치해 있는 자연 세계에서 일어나는 계절의 변화를 인간 영혼이 느끼고 따라가며 자기를 발견하도록 도와주는 주간별 명상 시집. 이 책을 펼치면 왼쪽은 북반구, 오른쪽은 남반구 각각에 해당하는 현재 주와 반사 주의 명상시 4편을 동시에 만날 수 있다. 또 영혼 달력 명상을 처음 시작하는 사람을 위한 옮긴이의 특별 후기를 실었다. 루돌프 슈타이너 서거 100주기 기념 추모서

179×190 | 152쪽 | 23,000원

12감각_ 루돌프 슈타이너의 인지학 입문

알베르트 수스만 강의 | 서유경 옮김

루돌프 슈타이너의 감각론을 쉽게 설명한 6일간의 강연록. 일상 생활에서 알 수 없는 고통과 어려움을 겪는 주요 원인으로 인간 감각 기관의 미성숙 또는 감각 손상이 주목받는 오늘날, 근원적 해답을 찾을 수 있도록 도와준다.

150×193 | 392쪽 | 28,000원

e북

생명역동농법이란 무엇인가?

니콜라이 푹스 지음 | 장은심 옮김

생명역동농법은 살아 있는 존재로서 땅을 인식하고 가꾸는 새로운 실천 방법이다. 하나의 유기체인 농장과 우주의 힘을 연결하여 땅에 새로운 기운을 주고 생명력과 재생의 힘을 갖도록 한다. 생명역동농법의 핵심과 궁금증, 적용 사례 등을 쉽게 설명하고 있다.

105×148 | 96쪽 | 9,000원

김준권의 생명역동농법 증폭제

김준권 지음

유기 농업을 50년간 지켜 온 농부 김준권이 자신의 농장에서 생명역동농법 증폭제를 직접 만들고 적용한 경험을 기본 원리, 사진과 함께 소개하고 있다. 자연과 사람을 되살리는 농업의 가치와 발전을 위해 서로 돕는 농부들의 따뜻함이 가득하다.

188×235 | 228쪽 | 25,000원
e북

푸른씨앗은 콩기름 잉크로 인쇄하여 책을 만듭니다.

겉지	한솔제지 인스퍼 시그니처 펄 250g/m^2
속지	전주 페이퍼 Green-Light 80g/m^2
인쇄	(주) 도담프린팅	031-945-8894
글꼴	윤명조 120_ 10.5pt
책 크기	136×210